AF338182

LES APITIS

... ALCOOLIQUES

ET LEUR CURABILITÉ

PAR

A. CHANDON

DOCTEUR EN MÉDECINE

ANCIEN INTERNE DES HÔPITAUX ET DE LA MATERNITÉ DE LYON

PRIX BONNET (CONCOURS 1884)

PRIX ROUGIER (CONCOURS 1888, MÉDECINE)

PRÉPARATEUR DU LABORATOIRE D'ANATOMIE PATHOLOGIQUE

MEMBRE ADJOINT DE LA SOCIÉTÉ DES SCIENCES MÉDICALES DE LYON

LYON

IMPRIMERIE A. BONNAVIAT

17, rue Sainte-Catherine

1888

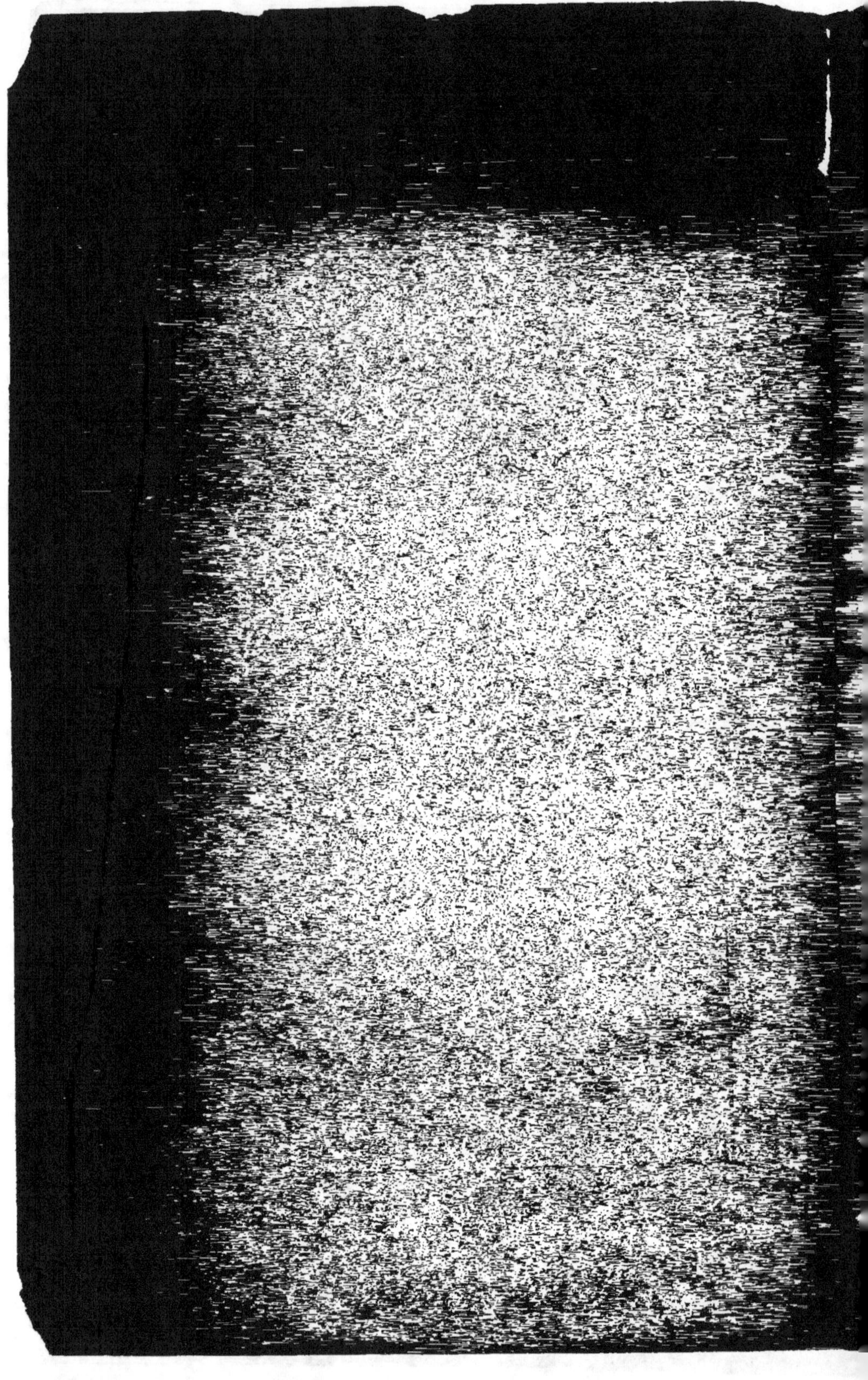

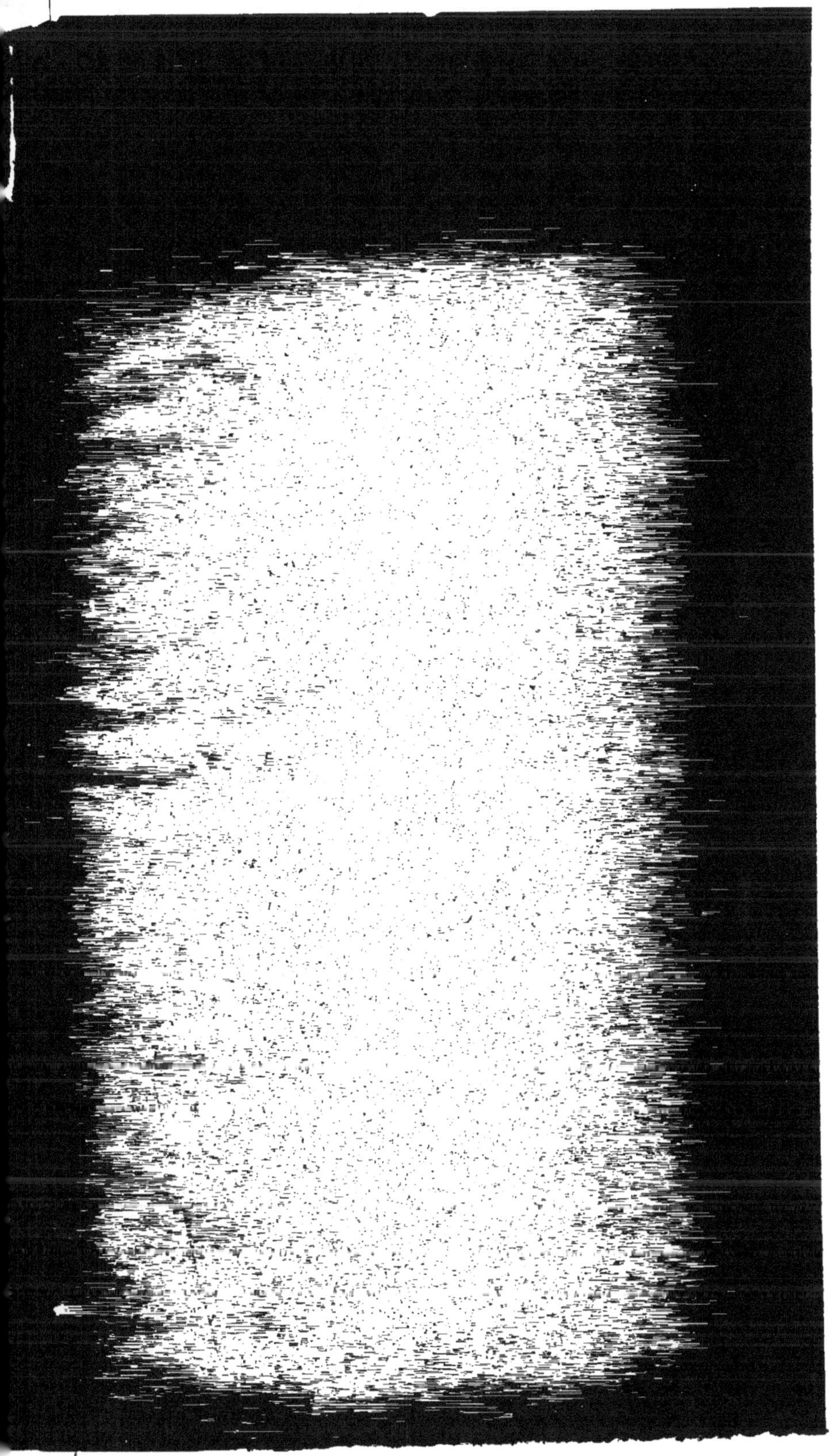

ÉTUDE

SUR LES

HÉPATITES CHRONIQUES ALCOOLIQUES

ET LEUR CURABILITÉ

ÉTUDE

SUR LES

HÉPATITES

CHRONIQUES ALCOOLIQUES

ET LEUR CURABILITÉ

PAR

ABEL FRANÇON

DOCTEUR EN MÉDECINE

ANCIEN INTERNE LAURÉAT DES HÔPITAUX ET DE LA MATERNITÉ DE LYON

PRIX BONNET (CONCOURS 1884)

PRIX BOUCHET (CONCOURS 1888, MÉDECINE)

EX-PRÉPARATEUR DU LABORATOIRE D'ANATOMIE PATHOLOGIQUE

MEMBRE ADJOINT DE LA SOCIÉTÉ DES SCIENCES MÉDICALES DE LYON

LYON

IMPRIMERIE A. BONNAVIAT

13, rue Sainte-Catherine

1888

INTRODUCTION

DIVISION DU SUJET

On a publié, dans ces dernières années, un certain nombre de faits de curabilité de la cirrhose alcoolique. Il nous a semblé qu'il serait peut-être intéressant de les réunir tous, et de les examiner attentivement, afin de vérifier si cette affection était réellement susceptible de guérison.

Mais cette étude ne pouvait être entreprise qu'à la condition de bien connaître l'histoire pathologique des lésions du foie consécutives aux excès alcooliques, et comme ce sujet est un de ceux qui sont le plus à l'ordre du jour, nous avons pensé qu'il était nécessaire de faire un exposé aussi complet que possible de l'état actuel de la question.

Tel est l'objet de ce travail, qui renferme six chapitres.

2

Dans le premier, nous faisons l'histoire de l'alcool, et nous indiquons les opinions des principaux auteurs anciens au sujet de l'action des boissons spiritueuses sur le foie.

Le second chapitre comprend deux parties : dans la première, nous indiquons la composition des différentes boissons et les falsifications dont elles sont souvent l'objet ; la seconde partie est consacrée à l'énumération des principaux facteurs étiologiques appelés à jouer un rôle dans la production des lésions hépatiques d'origine alcoolique.

Décrire ces lésions et indiquer leur physiologie pathologique, tel est le but du troisième chapitre.

Le quatrième chapitre est consacré à l'exposé des symptômes et de leur pathogénie ; il se termine par la description des formes cliniques que l'on peut être appelé à observer.

C'est dans le cinquième chapitre que nous discutons les faits publiés de curabilité de la cirrhose, et que nous établissons ce que l'on doit en penser.

Enfin, dans le sixième et dernier chapitre, après avoir indiqué les affections dont il faut savoir distinguer les hépatites chroniques alcooliques, nous exposons leur pronostic et leur traitement.

Mais, avant d'entrer en matière, nous tenons à remercier M. le professeur Mayet, M. le Docteur Humbert Mollière, médecins des hôpitaux ; notre ami, le Docteur Leclerc, chef de clinique à la Faculté, et MM. les Docteurs Fritz, de l'Isle-Adam, Dupuy, de Cuisery, pour les observations inédites qu'ils nous ont communiquées.

M. le Docteur Glénard, de Vichy, a mis très gracieusement à notre disposition sa riche collection de faits, et, de plus, a bien voulu faire pour notre thèse la description d'un nouveau procédé de palpation du foie ; nous lui en adressons tous nos remercîments.

Que M. le professeur Lépine veuille bien accepter l'expression de toute notre reconnaissance pour la bienveillance qu'il nous a témoignée pendant que nous étions son interne, et pour l'honneur qu'il nous a fait en voulant bien accepter la présidence de notre thèse.

ÉTUDE

SUR LES

HÉPATITES CHRONIQUES ALCOOLIQUES

ET LEUR CURABILITÉ

CHAPITRE I

HISTORIQUE

Sommaire. — Incertitude qui règne sur la date de la découverte de l'alcool. — Les excès de boissons ont commencé avec le monde. On les a signalés chez les Grecs et chez les Romains. — Ignorance du mécanisme des lésions hépatiques dues à l'alcool. — Rôle important de ce viscère dans l'antiquité et effet des boissons sur cette glande. Hippocrate, Galien. Commentateurs de l'école de Salerne : Arnauld de Villeneuve, Curio, Fernel. — Description macroscopique des lésions du foie chez les ivrognes. Vésale, Morgagni. Son rôle dans la genèse de l'hydropisie. Atténuation de ce rôle au moment de la découverte de la circulation et des chylifères. — Importance attribuée à la veine-porte. Stahl. — Fréquence des excès de boissons au XVIIIe siècle. Buranus, Boudon. — Description plus complète des lésions anatomiques. Lieutaud, Baillie, Bichat, Laennec. — Division de l'historique en deux périodes.

Il s'en faut que les auteurs soient d'accord sur la date à laquelle l'alcool fut découvert. Tandis que, dans une note de son *Histoire de la Chimie*, Höfer prétend que cette substance était connue des Chaldéens, puisque dans leur langue le mot alcool signifie « quelque chose qui brûle, » Morehead croit que c'est aux Chinois qu'il faut attribuer la découverte des moyens de le préparer, et que ce sont eux qui les ont enseignés aux autres peuples de la terre. Mais l'opinion qui paraît la plus vraisemblable, et qui est généralement acceptée, est celle qui admet que ce sont les alchimistes arabes qui, les premiers, ont su obtenir l'alcool par la distillation du vin, et ce serait au médecin arabe Albucasis que reviendrait tout le mérite de cette découverte.

Quoi qu'il en soit, le plus ancien auteur français qui fasse mention de l'esprit-de-vin est Arnauld de Villeneuve, qui vivait vers la fin du xiiie siècle. Dans son traité intitulé : *De conservandâ juventute et retardandâ senectute*, il vante les vertus merveilleuses de cette « eau-de-vie ou eau-de-vin, » et indique quelles doivent être ses applications thérapeutiques ; et à peu près au même moment, Raymond Lulle enseignait les moyens de rectifier l'esprit-de-vin par le carbonate de potasse.

Ces deux documents prouvent donc que l'alcool était connu à la fin du xiiie siècle, mais son usage était loin d'être bien répandu, car jusqu'au milieu du xvie siècle les apothicaires d'abord, puis les vinaigriers, avaient seuls le droit de le fabriquer et de le vendre ; mais, à cette époque, un édit royal autorisa la corporation des distillateurs à traiter le vin pour en obtenir l'eau-de-vie. Dès lors, l'alcool cessa d'être uniquement un médicament ; ce fut une boisson qui n'eut pas de peine à se propager dans toutes les classes de la société ; les funestes effets qui résultent de son abus commencèrent à se manifester sur la santé publique, et, nous devons immédiatement le constater, si on parcourt les différents auteurs du xviie et du xviiie siècle jusqu'à notre époque, on voit que ces abus n'ont fait que s'accroître, et on peut dire que, de nos jours, les excès alcooliques sont devenus une véritable calamité, par les maladies variées auxquelles ils peuvent donner lieu.

Mais, quoique cette substance ne fût pas connue, depuis longtemps déjà elle avait dû exercer son action néfaste par l'abus que l'on a fait des boissons, dans la composition desquelles elle entre en plus ou moins grande quantité, et c'est aux origines du monde qu'il faudrait remonter pour trouver les premiers excès de boissons. Sans aller aussi loin, nous citerons les remontrances que le sage Androcyde adressait à Alexandre le Grand pour lui reprocher ses habitudes d'ivrognerie : « *Vinum potaturus rex, memento te bibere sanguinem terræ; sicut cicuta homini venenum est, sic cicuta vinum.* »

On pourrait également trouver dans l'histoire grecque des preuves que l'abus des boissons existait. Les législateurs avaient été frappés des effets funestes de ces excès ; aussi la loi de Dracon infligeait aux ivrognes, comme châtiment, la peine de mort.

A Rome, si la sobriété avait été en grand honneur au moment de sa fondation et dans les années qui suivirent, il s'en faut que cette vertu soit restée l'apanage des citoyens romains. Pour s'en convaincre, il suffit de rappeler ce passage de Pline le Naturaliste (1) où il fait un tableau écœurant des orgies auxquelles se livraient les Romains dans les dernières années de l'empire : « Ils saisissent des vases énormes, comme s'ils

(1) Morceaux extraits de l'*Histoire naturelle de Pline*, par Guéroult, 1809, p. 427.

voulaient faire parade de leurs forces ; ils les vident tout
entier pour vomir aussitôt et boire encore, ce qu'ils
font à deux ou trois reprises. On dirait qu'ils sont au
monde pour perdre du vin, et que le vin ne peut être
répandu qu'en passant par le corps de l'homme. » Plus
loin, ce même Pline nous donne une description frap-
pante d'un alcoolique : « De là, cette pâleur, ces pau-
pières pendantes, ces yeux ulcérés, ces mains trem-
blantes et qui ne peuvent soutenir un vase sans le
répandre, ces songes furieux, prompte punition de
l'intempérance. »

Sénèque (1), dans une de ses lettres, a également fait
le portrait de ceux qui s'adonnaient aux boissons : « *Inde
pallor et nervorum vino madentium tremor, et miserabilior ex
cruditatibus quam ex fame macies; inde incerti labentium
pedes et semper qualis in ipsa ebrietate titubatio, inde in totam
cutem humor admissus distensusque venter, dum male assuescit
plus capere quam poterat, inde suffusio lurida bilis et decolor
vultus...* »

Ne trouve-t-on pas dans cette description tous les
symptômes que l'on peut observer chez un alcoolique ?
La pâleur, l'amaigrissement, l'énorme développement
du ventre ne sont-ils pas les signes qui caractérisent
actuellement les hépatites alcooliques ?

Ignorant la structure et les fonctions du foie, les
anciens n'avaient pu saisir les rapports qui existent
entre les affections de ce viscère et l'abus des boissons
spiritueuses, mais néanmoins, comme on vient de le voir,
ils avaient parfaitement observé les symptômes que l'on

(1) Sénèque. Epist. 95, p. 46.

sait, aujourd'hui, en dériver. En effet, pour eux, tous les buveurs étaient sujets à présenter des obstructions des viscères et des hydropisies. Le foie était souvent la cause de ces épanchements. « L'hydropisie se produit, dit Hippocrate (1), quand il arrive au foie du phlegme que cet organe recueille et qui le pénètre d'humidité. Aussitôt il cause de la chaleur, y fait naître des gaz, puis, au bout de quelque temps, le remplit d'eau. Ensuite une modification se fait sentir au corps : de l'œdème se montre aux jambes et aux pieds, le foie est dur et se tuméfie, la région des clavicules maigrit. »

Le Père de la médecine n'ignorait pas non plus que le foie pouvait ressentir l'effet du vin ; témoin ce passage du chapitre qu'il consacre à exposer les différences des vins : « En ce qui concerne le vin, dit-il, le vin doux porte moins au cerveau que le vin fort ; il prédispose davantage aux évacuations alvines, tuméfie la rate et le foie (2). »

Ce sont les mêmes idées que nous retrouvons dans ce passage de Galien, cité par Oribase (3) : « Le vin d'un goût sucré traverse le corps avec une lenteur proportionnelle au degré de sa consistance ; ainsi, non seulement, il ne désobstruera pas les organes engorgés, mais il aggravera même l'obstruction, et, pour ce motif, il devient très nuisible au foie malade, surtout quand cet organe est affecté d'inflammation ou de squirrhe. » Nous devons également signaler un autre passage, tiré

(1) Hippocrate. Traduction de Littré, t. VI, p. 229.

(2) Hippocrate. Traduit par Littré. *Traité du régime dans les maladies aiguës.*

(3) Oribase. Traduction de Bussemaker et Darenberg. 1876.

— 14 —

de Rufus d'Ephèse, et qui est rapporté par Oribase :
« Le foie et la rate s'épaississent également par l'action
d'un vin doux cuit. »

Ces citations nous indiquent bien que l'action des
boissons sur le foie n'avait pas complètement échappé
aux premiers médecins. Mais nous devons ajouter qu'à
cette période de la médecine, la glande hépatique était
regardée comme un des organes les plus importants de
l'économie ; organe par excellence de la sanguification,
source de la chaleur animale, et origine de toutes les
veines : tels étaient les attributs qu'on lui reconnaissait ;
aussi ne doit-on pas être surpris de voir qu'en présence
de ces fonctions si importantes, on n'hésitait pas à le
regarder comme la cause de la plupart des maux. On ne
faisait que soupçonner l'action des ingesta sur ce viscère, car Galien avait pressenti qu'il pouvait être lésé
par les substances introduites dans l'estomac, puisqu'il
nous apprend que « les veines conduisent la nourriture élaborée dans l'estomac, à un lieu de coction
commun à tout animal, lieu que nous appelons foie (1). »

Les successeurs de Galien adoptèrent pleinement ces
données sur le rôle du foie, et celles-ci régnèrent jusqu'à l'époque où Pecquet découvrit les chylifères, et où
Harvey démontra la circulation du sang. Pendant toute
cette longue période, nous ne pourrions signaler comme
documents historiques se rapportant à l'hépatite alcoolique, que les nombreux édits royaux publiés pour
mettre un frein à l'abus des boissons spiritueuses. Quant
à leur action sur le foie, elle commençait à être

____

(1) Galien. *Utilité des parties du corps*, t. I, livre IV, chap. II.

entrevue, comme le prouvent différents passages des auteurs qui ont écrit des commentaires sur le régime conseillé par l'Ecole de Salerne, laquelle florissait vers le xiiᵉ siècle.

Les médecins de cette école connaissaient bien les funestes effets des excès des boissons, et même de l'esprit-de-vin ; la preuve en est dans les conseils suivants qu'ils donnent :

> *Inter prandendum sit sœpe parumque bibendum :*
> *Et minus œgrotes, non inter fercula potes.....*
>
> . . . .
>
> *Prœludant offœ, prœcludat prandia coffe ;*
> *Dulciter innadet, sed duriter ilia radet*
> *Spiritus ex vino quam fundit dextra popino.....*

Ce sont ces vers dont Le Vacher de la Feutrie (1), dans ses commentaires sur l'Ecole de Salerne, donnait la traduction suivante :

> Bois souvent en dinant, jamais hors des repas,
> Toujours à petits coups, pour narguer le trépas.
>
> . . . .
>
> Que la soupe commence et le café termine.
> Crains en liqueur la main à verser trop mutine.
> L'esprit de vin sucré s'avale avec douceur,
> Mais, s'il rit au palais, il déchire le cœur.....

Le plus ancien auteur qui ait écrit des commentaires sur le régime de l'Ecole de Salerne est ce même Arnauld de Villeneuve (2), auquel on attribue d'avoir introduit l'alcool en France ; c'est dans cet ouvrage que nous relevons le passage suivant, qui a trait à l'action des

____

(1) *L'Ecole de Salerne.* Le Vacher de la Feutrie, 1782.
(2) *Commentum M. Arnaldi Villanovi in regimen Salernitanum,* 1586, p. 103.

abus de boissons sur le foie : « *Frequens enim ebrietas inducit sex incommoda in corpore humano..... quorum primum est corruptio complexionis hepatis, quia vinum superflue bibitum ad hepar venit..... unde hepar amittit virtutem sanguificam et loco sanguinis generat aquositates efficientes hydropisim. ... vel incendit hepar et humores ejus, unde generatur lepra vel mania.* »

A peu près vers la même époque, un auteur moins connu, J. Curio (1), écrivait, à propos de ces deux vers du régime salernitain :

Si tibi noceat potatio vini,
Hoc tu mane bibes iterum et fuerit medicina.

« *Frequens enim ebrietas... sex malorum genera in humanis corporibus excitat. Primo namque jecoris... obesiae... hoc est, bonum habitum dissolvit. Vinum enim immoderatius sumptum calorem ejus naturalem vel obtundit vel resolvit, atque debilitat, adeo ut facultatem amittat sanguificam et aquosas humiditates efficientes pro sanguine generet.* »

C'était une croyance adoptée par tous les auteurs de cette époque, que le foie éprouvait des lésions par l'abus des boissons, et surtout du vin pris avec excès. Fernel (2), dans un chapitre de sa *Pathologie,* intitulé : *De morbis jecoris,* nous dit : « *Vinum quoque generosum ac meracius, longo ac liberaliore usu in corruptelam hepatis præcipitat, non solum quod viscus hoc calefaciat (ita enim in scirrhum duntaxat deducit); sed quod putridum quemdam lentorem saniemque exaggeret.*

______

(1) *Medicina salernitana per Johannem Curionem recognita et repurgata,* 1541, p. 127.
(2) Fernel. *Pathol.* lib. c. IV, p. 491, 1579.

Fernel est donc le premier qui se serve du terme *scirrhus* pour indiquer quel pourrait être l'état du foie chez les buveurs ; et cette dénomination servait à désigner un état particulier de la glande hépatique qu'on devait distinguer du cancer proprement dit.

C'est à ce moment que l'on commença à pratiquer l'examen des cadavres, pour voir quelles étaient les lésions que présentaient les différents viscères. Vésale savait que les ivrognes avaient souvent un foie dont le volume était diminué : « *illis gurgitibus vini hepar ad nucis duntaxat volumen reduci* » ; il n'ignorait pas non plus que l'abus des boissons exerçait une influence néfaste sur la glande hépatique, et tout le monde connaît l'observation qu'il a rapportée d'une déchirure de la veine porte consécutive à une dégénérescence cirrhotique du foie.

Après Vésale, Morgagni continua à rechercher, par l'examen cadavérique, l'explication des symptômes observés pendant la vie. Il connaissait parfaitement quel aspect le foie présentait chez les buveurs, et il savait quel rôle cet organe jouait dans la production de l'épanchement abdominal (1). « Depuis le temps, dit-il, où J. Posthius observa, comme on le voit dans le *Sepulchretum* de Bonet, que, dans une ascite, la substance du foie était entièrement granuleuse à l'intérieur, puisqu'on voyait partout des grains de la grosseur d'un pois, on a recueilli beaucoup d'observations de la même maladie... Or, les plus petites parties du foie ne peuvent pas grossir à ce point sans nuire considérablement aux

____

(1) Morgagni. Lettre 38. *De l'hydropisie.*

fonctions du viscère et aux mouvements du sang dans le ventre, en comprimant d'autres parties intermédiaires, ou du moins les plus petits vaisseaux. »

N'est-ce pas là, clairement exposée, la théorie mécanique de l'ascite dans la cirrhose? Cependant, à cette époque, on était moins disposé à accorder au foie un rôle aussi important dans la production de l'épanchement abdominal ; c'est que Pecquet venait de découvrir les chylifères, et on croyait que fréquemment les lésions de ces canaux pouvaient amener l'ascite ; vers la même époque, Harvey découvrait la circulation du sang ; ces deux découvertes enlevaient au foie une grande partie de son importance ; c'est ainsi qu'on commença à douter de son rôle dans la pathogénie de l'ascite. « La cause de l'hydropisie, dit Ettmüller (1), n'est plus la froideur du foie par le défaut de la sanguification, depuis qu'on a ôté au foie l'empire sur le sang et qu'on lui a fait ses funérailles. De plus, les expériences anatomiques dans lesquelles on a trouvé très souvent le foie exempt de vice dans les hydropiques, surtout dans les ascitiques, répugnent à cette opinion . . . .

« ... Boire trop souvent, trop abondamment et à contre-temps, surtout des liqueurs froides, engendre l'hydropisie..... L'excès d'esprit-de-vin ou d'autres liqueurs aromatiques fortes fait la même chose. »

Ainsi, les données qui régnaient sur le rôle et les fonctions du foie furent ébranlées par les travaux de Pecquet et d'Harvey, et on dut rechercher une autre

(1) Ettmüller. *Pratique générale de médecine de tout le corps humain.* Lyon, 1649.

cause qui pût expliquer les maladies que l'on avait jusqu'alors fait dépendre d'une altération du foie.

Ce fut alors la veine porte qui fut incriminée par
Stahl! On sait, en effet, que cet auteur lui attribuait le
triste privilège d'être la porte d'entrée de tous les
maux, et il avait observé que parmi les causes d'altération de ce vaisseau, on devait faire jouer un grand
rôle à la composition du sang qu'il renfermait ; celle-ci
pouvant devenir tout à fait nocive à la suite de l'introduction d'ingesta « *acida feculenta et crassa* ». En présence
de ces épithètes, on ne peut s'empêcher de supposer que
Stahl devait ranger dans la catégorie de ces ingesta les
diverses boissons spiritueuses.

Mais les lésions de la veine porte ne suffisaient pas,
malgré Stahl, à satisfaire l'esprit des différents observateurs, et l'on accordait toujours au foie un rôle pré-
pondérant. La preuve en est dans l'important ouvrage
de Bianchi, qui parut en 1710 ; l'auteur y expose toutes
les maladies du foie, telles qu'on les connaissait à cette
époque, et nous y aurions certainement trouvé les
meilleurs documents relatifs à la question qui nous
intéresse. Malheureusement, nous n'avons pu nous le
procurer ; mais une phrase de Bianchi, rapportée par
Frerichs, dans son *Traité des maladies du foie* : « *Jecur
deprehenditur prorsus aridum, coriaceum, in minimam molem
retractatum* », nous montre bien que cet aspect ratatiné
du foie n'avait pas échappé à l'auteur.

Pendant tout le XVIII⁰ siècle, les abus des spiritueux
étaient devenus de plus en plus fréquents, et leur
influence néfaste sur la glande hépatique était loin
d'être méconnue. Bien qu'on ne comprît pas encore

quel était le mode de production des lésions, néanmoins on les avait remarquées, et on les trouve signa-
lées dans les livres publiés alors. C'est ainsi qu'un auteur
du nom de Jodocus Buranus, publiant, vers 1745, un
commentaire sur les œuvres de Celse, écrivait : « *Nam
vinum, sub quo nomine pocula significamus, largius esse
sumptum bis esse noxium constat, tum quod ocissime venas
oppleat, tum quod sua vi ac qualitate, quæ certe violentissima
est, nervosa in nobis corpora feriat, et principalium partium
robur violet, sub qua calamitate hepar ac cerebrum..... citius
et gravius affliguntur.* »

C'était aussi un fait d'observation que la fréquence
de l'hydropisie chez les buveurs, comme nous l'indique
cette consultation (1).

« Il y a apparence que le malade portait d'origine
une disposition à l'hydropisie, puisque Monsieur son
père en mourut. Cette mauvaise disposition a été augmentée et mise en jeu par les excès de boissons auxquels il s'est abandonné. Rien n'était plus propre à
gâter l'estomac, à dessécher les humeurs et à produire
des obstructions que le trop d'usage du vin et des
liqueurs fortes. Signé : Marcot et Chicoyneau, 4 juin
1727. »

Les excès de boissons étaient très répandus à cette
époque, et l'on ne doit point s'étonner que beaucoup de
médecins aient alors proclamé hautement leurs funestes
effets. Boudon (2), dans son *Abrégé de toute la médecine*

---

(1) *Consultations choisies de plusieurs médecins célèbres de l'Univer-
sité de Montpellier sur les maladies aiguës et chroniques.* Paris, 1748.
(2) Boudon. *Abrégé de toute la médecine pratique*, t. V, p. 365. 1752.

pratique, écrivait : « Il nous reste à parler des poisons distillés, c'est-à-dire des liqueurs ardentes et spiritueuses que l'on peut en quelque façon appeler des poisons, du moins par l'abus trop fréquent que l'on en fait. Car il est certain que ces liqueurs enivrantes ont fait périr une infinité plus de monde que tous les poisons ensemble, qu'elles causent des maladies très fâcheuses, et quelquefois même une mort subite. »

Et, plus loin, il fulmine contre les buveurs qui ne viennent pas assez tôt s'éclairer des conseils des médecins, et qui surtout ne renoncent pas à leurs funestes habitudes : « Lorsque les buveurs de liqueurs ardentes, après avoir passé des années entières à se mettre le feu dans le corps, ont affaibli tous les solides, corrompu tous les liquides et ruiné toutes les digestions, et que la machine, depuis longtemps chancelante, est prête à s'écrouler, ils ont alors recours au médecin. Mais qu'arrive-t-il ? Si, à force de soins et de remèdes, on vient à bout de rétablir en quelque sorte leur santé, ce n'est pas pour longtemps, car ils se replongent bientôt dans leur crapule, aimant mieux goûter ce funeste plaisir de boire au risque de périr ou de traîner une vie misérable, que de jouir d'une heureuse santé de corps et d'esprit en vivant dans la tempérance et la frugalité. »

Boudon avait vu parfaitement juste, car ces lignes, écrites il y a plus d'un siècle, sont encore bien mieux aujourd'hui l'expression de la vérité, comme nous le verrons plus loin.

Mais si nous poursuivons nos recherches historiques, nous allons voir que l'abus de l'alcool est directement incriminé dans la genèse de l'induration du foie. En effet,

dans une thèse soutenue en 1782, à Anvers, par le
docteur Siboons (1), nous relevons le passage suivant :
« *Verum, ut habeatur scirrhus hepatis, non oportet præces-
sisse hugus visceris phlegmonem. Quidquid enim materiam in
jecoris vasculis, vel in ductibus biliariis hærentem indurare
inque lapideam fere duritiem convertere, ejusdemque cum conti-
nentibus canaliculis concretionem promovere potest, id omne
hepatis scirrhum producere potest... potest igitur scirrhum
hepatis antecedere simplex productio minus prudenter tractata,
contusio, spirituorum abusus...* »

C'était donc un fait bien acquis que l'abus des spiritueux pouvait produire une induration du foie ; et les
auteurs de la fin du xviiie siècle, jusqu'au commencement du siècle actuel, se sont préoccupés de décrire
avec plus de détails qu'on ne l'avait fait jusqu'alors, les
altérations macroscopiques présentées par le foie.

C'est Lieutaud (2) qui, dans son *Précis de médecine pratique*, au chapitre de l'hydropisie, nous dit que souvent,
dans l'ascite, « le foie paraît livide, blanc et dépourvu
de sang, plombé, squirrheux, quelquefois dur comme
de la pierre..... »

C'est Baillie (3), qui consacre un chapitre de son
Anatomie pathologique à la descripition du foie très en-
durci : « Dureté contre nature sans altération sensible de
sa texture. Il y a souvent sur la surface des foies ainsi
endurcis une membrane filiforme, rayonnante, et le bord
inférieur est un peu courbé en avant. Je crois que cet

(1) J. Siboons, *De hepatitide Dissertatio medica.* Anvers, 1782.
(2) Lieutaud. *Précis de médecine pratique*, 1759.
(3) *Traité d'anatomie pathologique*, 1803.

état précède la formation de tubercules, car j'ai souvent
trouvé de petits tubercules de nature ordinaire sur la
surface du foie ainsi altéré. Il paraît probable, d'après
ces circonstances, qu'il se dépose une matière addition-
nelle dans les interstices de la masse générale du foie,
qui le rend plus dur et le convertit en tubercules, ainsi
qu'une partie des éléments naturels de ce viscère, mais
on voit bien que ces idées ne sont que conjecturales.
Une hydropisie commençante accompagne quelquefois
cette induration du foie, mais cela n'a pas lieu dans tous
les cas. »

C'est Bichat (1) qui, après avoir décrit les granulations que l'on rencontre si fréquemment dans le foie des
buveurs, avoue son ignorance sur leur nature et sur
les symptômes auxquels elles donnent lieu chez le vivant :
« Les granulations du foie se trouvent assez souvent
sur des sujets hydropiques ou extrêmement maigres,
mais chez lesquels il n'existe aucune désorganisation
apparente. Quand on incise ce viscère, on le trouve
plein d'une infinité de granulations rapprochées qui lui
donnent l'aspect du granit. Cet état ne se complique
jamais du volume extraordinaire du foie ; au contraire,
il diminue et double sa densité comme sa résistance, ce
qui fait qu'il n'est plus élastique, mais se rompt au lieu
de s'étendre. Quelle est la nature de ces granulations ?
On ne la connaît point : tantôt elles sont rougeâtres,
tantôt elles semblent colorées par la bile ; on ignore
également les signes qui les dénotent pendant la vie. »

C'est enfin Laënnec, dont la description anatomo-pa-

---

(1) Bichat. *Dernier cours de X. Bichat,* publié par Boisseau, 1825.

thologique de l'hépatite atrophique est restée classique.
L'immortel auteur du *Traité de l'Aussultation* donna le
nom de cirrhose à ces productions que présentait le foie
du malade qui fait le sujet de son observation. Voici du
reste la description qu'il en donne (1): « Le foie, réduit
au tiers de son volume ordinaire, se trouvait, pour ainsi
dire, caché dans la région qu'il occupe ; sa surface externe, légèrement mamelonnée et ridée, offrait une
teinte grise-jaunâtre ; incisé, il paraissait entièrement
composé d'une multitude de petits grains de forme ronde
ou ovoïde, dont la grosseur variait depuis celle d'un
grain de millet, jusqu'à celle d'un grain de chenevis.
Ces grains, faciles à séparer les uns des autres, ne lais-
saient entre eux presque aucun intervalle, dans lequel
on pt distinguer encore quelque reste du tissu propre
du foie ; leur couleur était fauve ou d'un jaune roux
tirant sur le verdâtre... »

En note, il ajoute : « Cette espèce de production est
encore du nombre de celles que l'on confond sous le
nom de squirrhe. Je crois devoir la désigner sous le nom
de cirrhose, à cause de sa couleur. Son développement
dans le foie est une des causes les plus communes de
l'ascite, et a cela de particulier qu'à mesure que les cirrhoses se développent, le tissu du foie est absorbé,
qu'il finit souvent par disparaître entièrement, et que,
dans tous les cas, un foie qui contient des cirrhoses perd
de son volume au lieu de s'accroître d'autant. Cette
espèce de production finit par se ramollir comme toutes
les productions morbifiques. »

(1) *Traité de l'Auscultation médiale*, 1826, t. II, p. 196.

Cette description de Laënnec s'applique parfaitement
au type d'hépatite alcoolique le plus fréquent, et qui du
reste est encore souvent désigné sous le nom de cirrhose
de Laënnec ; seulement, on sait qu'il avait pensé à
tort que ces granulations étaient des productions hété-
romorphes, analogues aux tubercules, possédant comme
eux une période d'induration suivie d'une phase de ra-
mollissement.

Mais on peut cependant, malgré cette erreur d'interprétation, admettre que c'est avec Laënnec que commence la période véritablement scientifique de l'hépatite
alcoolique. Tous les faits que nous avons rapportés, et
qui sont antérieurs à Laënnec, montrent que ses prédé-
cesseurs n'ignoraient pas l'influence nocive des excès de
boissons sur le foie ; mais ils n'avaient pu se rendre un
compte exact du mode pathogénique des lésions de la
glande hépatique chez les sujets adonnés aux boissons
spiritueuses. Après Laënnec, les moyens d'observation
se sont perfectionnés ; le microscope est devenu un ins-
trument indispensable pour l'étude et la description des
lésions ; les recherches expérimentales les mieux conduites sont venues éclairer la pathogénie des altérations
produites par l'alcoolisme ; aussi voit-on l'histoire des
hépatites alcooliques se compliquer de plus en plus,
grâce aux nombreux travaux qui paraissent sur cette
question.

Il serait certainement trop long de tous les rappeler
ici : nous préférons indiquer, chemin faisant, à propos
de chaque chapitre, quels sont les principaux auteurs
qui s'en sont occupés. Cependant, il nous semble indispensable de dire immédiatement que, si l'on connaît

mieux les lésions hépatiques consécutives à l'abus des boissons spiritueuses, c'est que Kiernan, Hallman, Carswell, Charcot, ont établi, d'une façon très complète, la texture du foie, c'est que Cl. Bernard, Longet, Béclard, etc., ont indiqué exactement les propriétés physiologiques de la glande hépatique; c'est enfin parceque, après Laënnec, Gubler, Cornil et Ranvier, Charcot, Hanot, Sabourin, Lancereaux et ses élèves, nous ont appris à distinguer des formes anatomiques différentes correspondant à des types cliniques variés.

Nous devons ajouter que, parallèlement à ce mouvement scientifique, on a de mieux en mieux étudié les désordres causés par l'abus des boissons alcooliques. Magnus Huss, le premier, a essayé de les grouper, et les décrit comme formant une maladie générale : l'alcoolisme. Puis, on expérimente quels sont les effets de l'alcool chez les animaux. Déjà Percy, en 1839, puis, plus tard, Perrin, Duroy, Lallemand, Rabuteau, Magnan, recherchent le mode d'action de l'alcool sur les différents organes. Enfin, plus récemment, le Dr Pupier, de Vichy, Dujardin-Beaumetz, puis Strauss et Blocq, s'appliquent à reproduire chez divers animaux les lésions qui caractérisent l'hépatite alcoolique.

Si nous signalons encore les différents traités classiques de Murchison, Frerichs, Charcot et Cyr, nous aurons énuméré à peu près complètement tous les ouvrages dont les auteurs se sont préoccupés de l'action des boissons spiritueuses sur le foie.

En résumé, on peut diviser l'histoire des hépatites alcooliques en deux périodes : la première, remontant aux origines de la médecine et finissant au commencement de notre siècle, à Laënnec, période remarquable par les nombreux faits observés, sans que l'on se soit rendu compte de l'action de l'alcool sur la glande hépatique ; puis une seconde période, depuis Laënnec jusqu'à nos jours. Dans cette seconde phase, la question devient plus complexe : on apprend comment l'alcool peut engendrer des lésions hépatiques variées, dont la classification n'est pas établie. On apprend aussi à mieux connaître les diverses modifications que subit l'alcool dans l'organisme, et les nombreuses formes sous lesquelles cet agent irritant peut être absorbé ; ce sont ces différents facteurs étiologiques que nous allons maintenant étudier.

CHAPITRE II

ÉTIOLOGIE

De toutes les annexes du tube digestif, la glande hépatique est celle sur laquelle les boissons spiritueuses exercent le plus rapidement leur action. En effet, l'alcool introduit dans l'estomac pénètre très facilement dans les vaisseaux sanguins chargés de recueillir les produits de l'absorption stomacale, et ce sont précisément ces vaisseaux qui concourent à former en partie la veine porte, dont les nombreuses ramifications intra-hépatiques diffusent l'agent irritant dans tout le foie.

Mais, comme il existe plusieurs variétés d'alcool, et que celles-ci entrent sous une proportion variable dans la composition des diverses boissons spiritueuses, il s'ensuit que l'étiologie de l'hépatite alcoolique chronique est beaucoup plus complexe qu'on ne le croirait au premier abord, d'autant plus qu'on doit aussi tenir compte des diverses circonstances qui accompagnent l'ingestion de cette substance néfaste.

Aussi, diviserons-nous cette étude étiologique en deux parties ; nous nous occuperons d'abord de la nature des divers alcools et de la composition des principales boissons, puis nous étudierons les autres facteurs étiologiques qui sont appelés à jouer un rôle plus ou moins important dans l'histoire de l'hépatite alcoolique.

Ire PARTIE

SOMMAIRE. — Des principaux alcools et de leur degré de toxicité. — Des différentes eaux-de-vie, leur composition ; produits impurs qu'elles renferment. Furfurol. — Énumération des principales boissons fermentées en usage chez tous les peuples. — Des liqueurs, leur procédé de fabrication. — Influence toxique des essences artificielles. Laborde et Magnan, Pierron. — Danger des liqueurs sucrées. Murchison. — De la bière, du cidre et du poiré ; leurs eaux-de-vie. — Du vin et de ses falsifications ; coloration et parfum artificiels. Cazeneuve, Pierron, Laborde et Magnan. Du plâtrage et du vinage. — Alcools de mauvaise qualité employés pour le vinage. — Plus grande fréquence des cas de cirrhose à notre époque. — Action variable de ces différentes boissons dans leur production. Frerichs, Lancereaux.

Les principaux alcools qui entrent dans la composition des boissons spiritueuses sont les alcools éthylique ou vinique, propylique, butylique et amylique. Il s'en faut que leur action nocive soit identique ; c'est là une question qui a bien été étudiée dans ces dernières années. En 1863, Cros (1), dans sa thèse inaugurale, avait indiqué quels dangers pouvaient suivre l'abus des liqueurs dont les alcools butylique et amylique faisaient partie. Rabuteau, en 1870, dans l'*Union médicale*; Dogiel de Kasan, en 1873, puis plus récemment Dujardin Beaumetz et Audigé ont repris les expériences de Cros, et c'est un fait bien établi aujourd'hui, que la puissance toxique de ces divers alcools est en rapport avec leur poids moléculaire et leur point d'ébullition. Plus ceux-ci sont élevés, plus les alcools auxquels ils correspondent

____

(1) Cros. *De l'action de l'alcool amylique*, 1863. Th. Strasbourg.

5

sont nuisibles à la santé. Voici ces différents chiffres :

	Poids moléculaire	Point d'ébullition
Alcool éthylique $C^4 H^6 O^2$	12	78°
Alcool propylique $C^6 H^8 O^2$	16	97°
Alcool butylique $C^8 H^{10} O^2$	‹29	109°
Alcool amylique $C^{10} H^{12} O^2$	24	132°

La lecture de ce tableau démontre que, de tous ces alcools, c'est l'amylique qui serait le poison le plus violent. Et nous allons voir qu'on le retrouve presque constamment dans les boissons qui servent à la consommation publique, et dont l'abus peut entraîner des désordres hépatiques.

Ces boissons sont les différentes eaux-de-vie, les liqueurs, la bière, le cidre et le vin. Nous allons successivement les étudier.

A. — Les eaux-de-vie qu'on trouve dans le commerce proviennent de la distillation de différentes substances, ce sont :

1° L'eau-de-vie de marc de raisins. Ceux-ci, comme on le sait, sont les résidus de la fabrication du vin. Si on les distille, ils donnent un liquide qui contient une huile essentielle hydrogénée que l'on appelle huile de raisin, de l'alcool éthylique en grande quantité, et des traces d'alcool propylique, butylique et amylique;

2° L'eau-de-vie de cidre ou de poiré. C'est un liquide obtenu par la distillation de ces deux substances, et qui contient des alcools propylique, butylique et amylique;

3° L'eau-de-vie de grains, appelée encore *whiskey*, *gin*, résulte de la fermentation de grains d'avoine, d'orge, de seigle; c'est la boisson la plus répandue en Angleterre. Si on soumet les grains à une première distillation, ils donnent un liquide impur appelé flegmes; par une seconde distillation de ces flegmes, on obtient un produit dans la composition duquel entrent les alcools propylique, butylique et amylique;

4° L'eau-de-vie de pommes de terre est, de toutes, celle qui est le plus nuisible à la santé, car, en dehors des alcools propylique, butylique et amylique, elle renferme une substance huileuse, que les Allemands appellent *fusel œl* et qui est éminemment toxique;

5° L'eau-de-vie de betteraves,

6° L'eau-de-vie de mélasse, contiennent également des alcools butylique et amylique.

Nous retrouvons donc dans ces différentes eaux-de-vie les alcools plus ou moins toxiques, dont nous avons parlé plus haut; mais en outre, elles renferment toute une série de produits impurs qui pourraient être séparés par de nouvelles distillations. Dans l'industrie, on appelle ces impuretés mauvais goût de tête et mauvais goût de queue. Ce sont des éthers, des aldéhydes, des acétates d'éthyle, du valérianate d'éthyle, de l'acétate d'amyle et d'autres produits dont la place n'est pas encore fixée dans la nomenclature chimique.

Parmi ces produits, il en est un sur lequel nous désirons insister, c'est celui que l'on obtient par la distillation de l'eau-de-vie provenant des grains d'avoine, et auquel on a donné le nom de furfurol; c'est un aldéhyde pyromucique dont les propriétés toxiques ont été bien mises en relief par notre excellent maître, M. le professeur Lépine. Cet expérimentateur a signalé l'action du furfurol sur la respiration, etc. (1), et après lui MM. les Drs Magnan et Laborde ont bien indiqué ses propriétés épileptisantes (2). Ces données expliquent, au moins en partie, la cause des accidents épileptiformes que l'on rencontre chez les individus qui boivent avec excès cette eau-de-vie de grains, et c'est surtout en Irlande et en Écosse qu'on a pu les constater, car dans ces régions, pour une somme des plus modiques, les habitants peuvent avaler un grand verre de ce dangereux liquide.

Cet exemple suffit à montrer combien sont pernicieuses les eaux-de-vie du commerce, non seulement par les alcools qu'elles renferment, mais par les autres produits impurs qu'elles contiennent, et on ne saurait assez blâmer les industriels qui livrent à la consommation publique des eaux-de-vie mal rectifiées.

A côté de ces eaux-de-vie, nous devons signaler les diverses boissons fermentées que l'on retrouve chez les différents peuples de la terre. C'est dans l'excellente thèse de M. Picqué (3), que nous trouvons leurs noms et leur composition ; nous ne ferons que les énumérer rapidement : le raki (Turquie d'Asie), est une eau-de-vie faite avec des raisins, des pruneaux et du blé ; le kéfir des Kirghiz est du lait fermenté ; l'airan que l'on boit à Irkoutsk, est une eau-de-vie de lait ; l'arak des Indiens provient de la fermentation de l'orge et du millet ; le raki des Japonais est une eau-de-vie de riz ; le melaffo du Congo est une boisson composée de jus

(1) *Comptes rendus de la Société de Biologie.*
(2) *Id.*
(3) Picqué. *Contribution à l'étude de l'alcoolisme considéré sous le rapport de sa répartition sur les différents points du globe.* Th. Paris, 1876.

de palmier fermenté ; le tafia est une eau-de-vie qu'on retire, après fermentation du sucre, des débris de la canne à sucre ; dans le Fezzan (Afrique), on a l'habitude de boire du jus de datte fermenté ; le pulqué du Mexique provient de la fermentation d'une plante qui s'appelle l'agave ; le pisco, que l'on boit au Pérou, est une eau-de-vie que l'on retire par distillation du manioc ; le kava est une liqueur fermentée que l'on obtient en mettant macérer dans l'eau la racine d'une espèce de poivrier qui croît dans les îles de la mer du Sud.

Telles sont les principales boissons fermentées en usage dont l'abus amène des désordres du côté des voies digestives et du foie, et cela d'autant plus facilement qu'elles doivent, comme nos eaux-de-vie mal rectifiées, renfermer des produits impurs, dangereux pour l'économie.

B. *Liqueurs.* — Il serait trop long d'énumérer ici les noms des différentes liqueurs que l'on trouve dans le commerce. Rappelons simplement que le rhum, le cognac, l'absinthe, l'arquebuse, le vulnéraire, l'alcool de menthe, sont celles que l'on trouve le plus fréquemment citées dans les observations d'hépatites alcooliques.

Quelle est leur composition ? Jadis, elles étaient formées par les produits de la distillation du vin tenant en suspension des essences aromatiques. Mais actuellement, on les fabrique en ajoutant des essences, ou des produits chimiques destinés à donner de l'arome à un mélange sucré renfermant de l'alcool plus ou moins pur : c'est ainsi qu'on obtient le kirsch, en ajoutant à un mélange alcoolique quelques gouttes de nitrobenzine, dont le parfum est aussi agréable que celui de la fermentation des cerises.

C'est de cette façon que sont fabriquées la plupart des liqueurs spiritueuses, et Magnan et Laborde (1) ont démontré tout récemment quel danger résultait de l'abus de pareilles boissons, et comment, à l'action néfaste des alcools proprement dits, venait se surajouter l'influence toxique des essences artificielles. Déjà Pierron (2), en 1886, avait expérimenté les principales essences des spiritueux. Il avait fait avaler à des animaux la substance industrielle qui sert à donner son parfum au rhum, à l'eau-de-vie de marc, au vermouth, et il concluait que : « ces aromes peuvent être considérés comme dangereux ». Notons, en passant, que Pierron a vu dans toutes ses expériences le foie très congestionné et présentant une vascularisation considérable, ce qui prouve bien que, dans l'étiologie de l'hépatite alcoolique, on doit tenir compte du rôle joué par l'essence qu'on ajoute aux liqueurs.

Mais il est encore une autre substance qui, suivant Murchison, doit être incriminée : c'est le sucre que l'on trouve associé à l'alcool dans plusieurs liqueurs, et dans différentes boissons, telles que le malaga, le vin de Porto, le vin de Champagne ; ces boissons seraient beaucoup plus nuisibles, à quantité égale d'alcool, que celles qui ne contiennent pas de sucre. Murchison se

(1) Magnan et Laborde. Toxicité des alcools dits supérieurs et des bouquets artificiels. *Ann. d'hygiène*, 1887.

(2) Pierron. Th. Nancy, 1886. *Recherches expérimentales sur les bouquets artificiels du vin et les principales essences de divers spiritueux.*

demande si cette plus grande nocivité tient à ce que le sucre « est une substance qui se localise dans le foie, et si c'est dans cet organe qu'il subit la transformation qui l'adapte aux besoins de l'organisme ». Nous ne saurions le dire ; en tout cas, nous devions signaler cette judicieuse remarque de Murchison.

Il résulte donc de cet exposé que, dans les liqueurs, tout concourt à produire des lésions : et l'alcool qui est plus ou moins pur, et l'arome dont on connaît les dangers, et le sucre dont l'action néfaste est moins bien expliquée.

C. *Bière.* — La bière est une boisson fermentée faite avec le houblon et différentes céréales, l'orge en particulier : l'alcool qu'elle renferme n'est pas en très grande quantité, mais il arrive souvent que l'on en ajoute, soit pour les conserver, soit pour pouvoir les expédier au loin ; c'est ainsi que le porter des Anglais, le faro des Belges et les bières flamandes sont très riches en alcool.

Nous devons reconnaître que cette boisson produit rarement des altérations hépatiques ; en effet, les buveurs de bière ont plutôt de la tendance à l'obésité, et chez eux, on n'observe presque jamais l'émaciation typique de ceux qui s'adonnent aux alcools.

D. *Cidre, Poiré.* — Le cidre est une boisson qui provient de la fermentation du jus de pomme : sa richesse en alcool est peu considérable. Le poiré est une liqueur spiritueuse analogue, obtenue par écrasement, pression et fermentation de poires aigres Elle a meil leur goût que le cidre et contient plus d'alcool. Ces deux boissons ne produisent pas directement l'intoxication alcoolique ; mais nous avons vu que dans l'eau-de-vie qu'on obtient par leur distillation, on trouve les alcools impurs dont l'action toxique est bien démontrée, et les individus qui boivent du cidre et du poiré avec excès ont la triste habitude de faire en même temps un grand abus de l'eau-de-vie.

E. *Vin*. — De toutes les boissons, c'est le vin qui est le plus répandu. On sait qu'il est le produit de la fermentation alcoolique du jus de raisin, et qu'il renferme une grande quantité d'eau, des acides, et surtout de l'alcool éthylique, des traces d'alcool butylique ; mais on ne trouve jamais d'alcool amylique dans le vin naturel.

Or, il s'en faut de beaucoup que les vins que l'on trouve dans le commerce soient naturels ; au contraire, il n'y a pas de substance dont la falsification soit faite sur une aussi grande échelle, et nous allons voir que l'on a appris à donner la couleur, le bouquet du vin, à des liquides qui n'en avaient nullement la composition.

En effet, les vins ainsi fabriqués sont formés d'une certaine quantité d'eau dans laquelle on ajoute une proportion variable d'alcools du commerce, et pour obtenir la teinte du vin, on additionne ce mélange de matières colorantes dérivées de la houille. M. le professeur Cazeneuve(1), qui a étudié tout spécialement cette question, a montré qu'une petite quantité de roccelline, ou de rouge

____

(1) Cazeneuve. *La Coloration des vins par les couleurs de la houille.* 1886.

de bordeaux, ou de rouge ponceau, suffit à donner à un
liquide la coloration du vin naturel. Et dans cette voie,
on est arrivé à une très grande perfection, car Brouardel signalait, dans un rapport à l'Académie de Médecine (1), qu'un industriel offrait pour les vins un colo-
rant dont les analyses chimiques les mieux conduites
ne pouvaient révéler la composition.

Les falsificateurs ne se contentent pas de donner à un
liquide alcoolique la coloration du vin ; ils sont arrivés
à lui donner le parfum des plus grands crus par l'addition d'une substance chimique provenant de l'industrie.
Dans la thèse du Dr Pierron (2), on peut lire qu'il
existe en France et en Allemagne des maisons qui fabri-
quent un produit aromatique capable de donner au vin
le plus vulgaire le cachet le mieux réussi des vins de
Bordeaux ou de Bourgogne. Le Dr Pierron, qui a expérimenté ces substances sur les animaux, a constaté
combien elles étaient toxiques, et quelles lésions du
foie pouvaient suivre leur ingestion.

Plus récemment, Laborde et Magnan (3) ont étudié
à nouveau cette question de la toxicité des bouquets
artificiels. Ceux-ci sont obtenus au moyen de diverses
substances appelées huile de vin française ou huile de
vin allemande. On les fabrique en traitant par l'acide
azotique certaines substances grasses, beurre de vache,
huile de ricin, etc., puis en les mélangeant à des alcools
impurs : on obtient alors des éthers dont l'arome très

<hr>

(1) Brouardel. *Académie de Médecine,* juillet 1886.

(2) Pierron. Th. Nancy, 1886.

(3) Magnan et Laborde. Toxicité des alcools dits supérieurs et des bouquets
artificiels. *Ann. d'hygiène,* 1887, t. II , p. 346.

6

agréable simule celui de différents vins de Bordeaux ou de Bourgogne. Laborde et Magnan insistent sur la nocivité de ces subtances, en montrant qu'il suffit de quelques centimètres cubes d'huile de vin allemande pour occasionner la mort.

Il nous semble donc logique d'admettre que ces vins que l'on trouve dans le commerce sont nuisibles, non seulement par l'alcool qu'ils contiennent, mais encore par ces matières toxiques qu'on ajoute pour les colorer ou leur donner du parfum. Mais il est encore dans les vins du commerce deux autres causes nocives; elles sont en rapport avec certaines pratiques établies pour que le vin puisse se conserver et être expédié loin des centres de production. Nous voulons parler du plâtrage et du vinage.

Le plâtrage des vins est une opération qui consiste à ajouter une certaine quantité de plâtre au raisin avant de le fouler. Elle a pour but de débarrasser le moût de certaines impuretés qui, se retrouvant dans le vin fait, pourraient nuire à sa conservation. D'après M. Marty (1), cette pratique est loin d'être inoffensive; dans une récente note à l'Académie, cet auteur a communiqué le résultat des expériences qu'il avait faites sur lui-même; il a observé que c'est au plâtrage du vin qu'il fallait attribuer différents troubles digestifs, et il a conclu que « la présence d'une forte proportion de sulfate de chaux et de potasse ne pouvait exercer qu'une action funeste sur les voies digestives. »

Il est certains vins, peu riches en alcool, comme les

(1) Marty. *Académie de Médecine,* 17 mai 1887.

vins faibles du centre de la France, qui s'altéreraient facilement, si on ne prenait la précaution de leur ajouter, pendant le travail de la fermentation, une certaine quantité d'alcool ; c'est là ce qui constitue le vinage. En 1870, une discussion s'éleva à l'Académie de Médecine sur la question de savoir de quelle quantité d'alcool on pouvait additionner ces vins, sans leur donner une action nocive, et ce fut la proportion de 10 % que l'on adopta, à la condition que ce fût de l'alcool absolument pur, et que l'addition eût lieu pendant la fabrication du vin.

Ces deux dernières conditions sont indispensables pour que le vin ne devienne pas une substance nuisible ; car il résulte des expériences faites en 1870, par Béclard, Bouchardat, Gubler et Wurtz, que, si l'alcool introduit dans les vins ne s'y trouve pas intimement associé aux autres principes du moût par le travail de la fermentation, il y est à l'état de liberté, et, dès lors, son action est la même que celle de l'alcool dilué. Or, dans l'industrie, c'est bien rarement que l'alcool est ajouté au moment de la fermentation ; souvent, au contraire, cette addition se fait au moment de livrer les vins au commerce ; et comme, alors, l'alcool ajouté brusquement précipite les matières colorantes du vin, on n'hésite pas à ajouter encore les différentes substances tinctoriales, tirées de la houille, qui imitent la couleur du vin naturel.

En outre, l'alcool ajouté est rarement de l'alcool éthylique. Dans son rapport à l'Académie de Médecine, Brouardel signalait que beaucoup de vins vendus dans le commerce sont des vins espagnols ; or, si on se reporte aux statistiques, on voit que la production des vins en Espagne est plutôt en décroissance, puisque la quantité importée en France a diminué dans l'espace de l'année 1878 à 1882 ; mais, par contre, pendant cette même période, les alcools allemands importés en Espagne se sont élevés de 71,000 hectolitres à 333,000. Ceux-ci servent évidemment à fabriquer les vins que l'on vend en France, et ce sont des alcools impurs dont nous connaissons la nocivité.

Nous devons ajouter qu'en France les alcools qui servent à viner ne sont pas plus purs. En effet, ils proviennent non seulement des bouilleurs de cru, mais encore des distilleries agricoles ; et l'analyse qui en a été faite par M. Girard, le chef du laboratoire municipal de Paris, a montré que ce sont des alcools très mal rectifiés, puisque l'addition d'un demi-litre de ces substances fait apparaître des produits impurs, tels que les aldéhydes, et de l'alcool amylique.

On peut donc admettre que beaucoup des vins livrés par le commerce sont nuisibles et offrent un véritable danger pour la santé publique ; car leur action pernicieuse se traduit par les nombreuses maladies qui dépendent de l'alcoolisme, et parmi lesquelles les hépatites tiennent une grande place. En effet, dans le rapport déjà cité, Brouardel fait observer que les cas de cirrhose alcoolique observés dans les hôpitaux, sont beaucoup plus nombreux à notre époque qu'il y a une vingtaine d'années.

Mais quelles sont, parmi les boissons que nous venons d'étudier, celles dont l'abus produit le plus certainement des lésions hépatiques ? Pendant longtemps, c'est l'alcool qui a été incriminé ; plus il était concentré, plus son

action nocive était marquée; c'est l'opinion soutenue
par Frerichs. « Sur les côtes de l'Allemagne septentrio-
nale et de l'Angleterre, où les basses classes de la popu-
lation boivent avec excès des spiritueux, la cirrhose est
plus fréquente que dans l'intérieur du pays, où prédo-
mine l'usage de la bière et du vin ; c'est surtout l'alcool
concentré qui est dangereux pour le foie ; la bière et le
vin, qui, outre l'esprit-de-vin, contiennent une notable
proportion d'eau, ne semblent point, autant que j'en
puis juger, exercer cette action funeste. »

C'est la même opinion que nous trouvons soutenue
par Cyr ; sur deux cent cinq observations de cirrhose
qu'il a compulsées, il a noté cent soixante-dix fois comme
cause l'abus des boissons alcooliques, et, parmi celles-ci,
l'alcool était le facteur étiologique le plus souvent
invoqué.

Mais, dans ces dernières années, Lancereaux a pré-
tendu, au contraire, que, en présence de la rareté des
cas de cirrhose dans les régions où l'on fabrique l'eau-de-
vie, et de leur fréquence dans les pays viticoles, comme
les bords du lac de Genève, il fallait admettre que ce
sont plutôt les abus du vin qui conduisent à la cirrhose,
et il accuse plus spécialement les acides et les matières
extractives contenues dans le vin d'être la cause des
lésions hépatiques.

Il nous semble difficile d'adopter exclusivement l'une
ou l'autre de ces opinions ; car, le plus souvent, les
individus qui sont adonnés à l'alcool font aussi des
excès de vin, et on ne saurait dire exactement quel
peut être leur degré respectif de nocivité.

Quoi qu'il en soit, ce que l'on peut considérer comme

bien établi, c'est que les différentes boissons que nous avons étudiées plus haut amènent des désordres du côté du foie, lorsque l'on en fait un abus ; mais, en outre, il faut tenir compte des différentes circonstances étiologiques qui accompagnent l'ingestion de ces substances ; c'est ce que nous allons maintenant examiner.

2ᵉ PARTIE

Nous venons de voir sous quelles formes variées l'alcool pouvait être regardé comme la cause de l'hépatite alcoolique; mais si, à elle seule, cette substance suffit à la déterminer, il faut cependant considérer la quantité absorbée, le mode d'ingestion, l'âge, le sexe, l'hérédité, les professions, le milieu social, le climat, etc. Ce sont ces différentes causes prédisposantes que nous allons successivement passer en revue.

A. *Quantité.* — C'est là un facteur qu'il est très difficile de déterminer d'une façon exacte; cependant, on sait parfaitement que la dose ingérée en une seule fois ne doit pas être trop considérable, car l'inflammation consécutive évoluerait rapidement vers la dégénérescence graisseuse, comme dans tous les cas d'intoxication aiguë. En général, les individus affectés d'hépatite alcoolique boivent trois à quatre litres de vin par jour et plusieurs petits verres de liqueur ou d'eau-de-vie; c'est la quantité que l'on trouve signalée le plus souvent dans les observations.

Mais il ne faut pas oublier qu'il existe des susceptibilités individuelles, et qu'une égale dose d'alcool peut produire un effet variable chez des individus différents. Lasègue avait déjà autrefois signalé cette remarque. Il distinguait les « alcoolisables » et les « impuissants à l'alcool », ceux-ci pouvant absorber impunément des doses considérables. Nous devons ajouter que Lasègue faisait cette distinction à propos de l'influence de l'alcool sur le système nerveux; mais tout porte à croire que cela est aussi vrai pour le foie.

B. *Mode d'ingestion.* — Les alcooliques qui présentent des troubles du côté du foie sont principalement ceux qui boivent l'alcool à jeun, et « Budd a fait observer avec raison que les spiritueux sont surtout dangereux quand on les prend purs, et que l'estomac est vide. » L'absorption de l'agent irritant est beaucoup plus rapide, et la glande hépatique éprouve bien plus vite les effets funestes de cette substance. C'est surtout chez les ouvriers qui vont au travail de bonne heure, que l'on rencontre cette pernicieuse habitude, et en voulant « tuer le ver » ou « boire la goutte », ils ne s'aperçoivent pas qu'ils absorbent un poison des plus dangereux pour leur santé.

D'après Murchison, ceux qui ont l'habitude de *nipping,* c'est-à-dire de boire de petites quantités de spiritueux à la fois, mais fréquemment, dans la journée, entretiennent aussi dans leur foie un état de congestion permanente qui aboutit fatalement à la cirrhose.

Enfin, il en est d'autres dont la nourriture est des plus abondantes et qui, à leurs repas, font usage d'une dose assez considérable de boissons alcooliques ; ce sont les débitants de vin ou de liqueurs fortes, les gens de la classe aisée. Chez eux, il n'est pas rare non plus de voir se développer des lésions du côté du foie.

C. *Age*. — Quelle est l'époque de la vie pendant laquelle on rencontre le plus fréquemment l'hépatite alcoolique? C'est évidemment l'âge adulte, et, d'après les statistiques de Frerichs et de Forster, c'est surtout chez les gens âgés de 40 à 60 ans qu'on peut observer cette affection. Cependant, nous devons dire que les premières phases de cette maladie se trouvent chez des personnes moins âgées. En effet, si l'on admet l'existence d'une forme congestive précédant l'hépatite alcoolique, on verra qu'on la rencontre très souvent chez des gens beaucoup plus jeunes, et que par conséquent les chiffres cités plus haut ne doivent s'appliquer qu'à la période confirmée de l'affection.

Il s'en faut aussi que les lésions du foie consécutives à l'abus de l'alcool soient rares chez l'enfant. Nous savons parfaitement que la cirrhose du foie se rencontre à cet âge, et qu'en général elle dépend soit de la syphilis, soit aussi des maladies infectieuses, comme M. le professeur agrégé Laure (1) l'a tout récemment indiqué, mais on peut aussi l'attribuer assez souvent à des habitudes alcooliques

Cette question a été bien exposée dans la thèse d'Hébrard (2); cet auteur a montré que, sur cinquante-une

---

(1) Laure. *Société de Biologie*, 5 juin 1886.
(2) Hebrard. *De la cirrhose chez les enfants*. Th. Lyon, 1886.

observations qu'il a compulsées, il a trouvé sept fois l'alcoolisme comme cause de l'affection. Nous ne rappellerons pas ici les cas de Wilks, de Griffith, de Wunderlich, dans lesquels l'abus des boissons alcooliques était manifestement indiqué comme étiologie, mais nous désirons rapporter quelques faits analogues que nous avons trouvés dans nos recherches bibliographiques.

En 1882, R. Müller (1) consacrait sa thèse inaugurale à l'étude de la cirrhose chez les enfants, à propos du cas d'un enfant de 10 ans qui buvait de l'eau-de-vie et qui fut suivi pendant trois ans. A l'autopsie, on trouva les lésions caractéristiques de l'hépatite alcoolique.

C'est surtout dans les auteurs anglais que l'on trouve des observations de cirrhose alcoolique chez les enfants Sous le titre « *De l'alcoolisme chez les enfants et dans la jeunesse* », le Dr Thomas More Madden, à la réunion de *British medical Association* (2), tenue à Belfast en 1884, a signalé la fréquence des « *hepatics derangements, cirrhosis of the liver* ». Il cite plusieurs observations à l'appui, et il croit que souvent cette tendance à l'alcoolisme est héréditaire, surtout chez ceux dont la mère est alcoolique. Beaucoup de ces mères le deviennent par l'usage immodéré d'une liqueur alcoolique, appelée « *unkind nepenthe* », qu'on leur administre à doses croissantes dans les cas de douleurs dysménorrhéiques.

Dans la même assemblée, le Dr Barlow, de Londres, raconte que dans la classe pauvre de Londres, on a l'habitude de faire prendre aux enfants de petites doses

---

(1) R. Müller. *Ueber Cirrhosis Hepatis im Kindesalter.* Gœttingen, 1882.
(2) *British med. Journal,* 23 août 1884.

de gin comme remède contre la flatulence ; aussi à l'hôpital de Great Ormond Street, il a vu plusieurs cas de cirrhose typique. Entre autres faits, il cite l'histoire d'une petite fille de dix-huit mois, dont la mère avait toutes les apparences de la santé et qui semblait être une bonne nourrice. Elle donnait à son enfant, depuis l'âge de six mois deux cuillerées à bouche de bière, et depuis l'âge de neuf mois, elle lui administrait encore une petite cuillerée de gin. L'enfant était pâle, amaigrie ; le foie et la rate étaient un peu hypertrophiés. Elle mourut au bout de six semaines, et son foie était un type *hobnailed liver*.

Ce n'est pas seulement en Angleterre que règne la coutume de faire boire des spiritueux aux enfants. Magnus Huss raconte qu'en Suède, dans la classe pauvre, on donne à sucer de l'eau-de-vie aux enfants au berceau, pour calmer leurs cris. D'après Lippich (1), à Laybach, on ne connaît rien de supérieur au vin pour faciliter le travail de la dentition chez les enfants, et à l'eau-de-vie comme remède contre la coqueluche.

En France, les mêmes usages existent dans certaines contrées. Tourdot (2), qui a étudié spécialement l'alcoolisme dans la Seine-Inférieure, rappelle que Le Pecq de la Cloture écrivait déjà, au siècle passé : « Il est rare qu'un Normand boive de l'eau pure. La nature lui présente des cidres en abondance, et la nourrice qui prit soin de son enfance lui fit avaler de cette liqueur, assez douce

---

(1) Lippich. *Eléments de dipsobiostatique, ou de l'abus des boissons spiritueuses*. Laybach, 1834.

(2) Tourdot. *L'alcoolisme dans la Seine-Inférieure*. Th. Paris, 1885.

pour flatter son palais dans cet âge tendre, autant que de son propre lait. »

D'après Tourdot, ces traditions se seraient conservées; et actuellement, le cidre et l'eau-de-vie sont des boissons dont les enfants font usage dès le berceau. Dans les premiers jours de la vie, on leur en donne pour les purger et les débarrasser ; plus tard, s'ils ont une santé florissante, c'est à ces boissons qu'ils la doivent ; si, au contraire, ils sont chétifs et malingres, il est indiqué de leur en donner davantage pour les remonter.

Ces tristes coutumes nous expliquent bien comment il se fait que l'hépatite alcoolique ne soit pas rare dans l'enfance; mais certains auteurs, et entre autre Carpenter, ont aussi attribué cette fréquence à l'usage du lait d'une nourrice alcoolique, ou bien à l'absorption de médicaments ou de vins médicinaux renfermant de l'alcool. Cette dernière opinion était exprimée, à l'assemblée des naturalistes et médecins allemands, par Demme, de Berne (1), qui regrettait de voir l'alcool donné aussi facilement aux enfants, soit comme médicament, soit comme aliment. Il aurait observé plusieurs fois des « foies de potateur » chez des enfants à la suite d'alcoolisme chronique. Dans la même réunion, Mayer, d'Aix-la-Chapelle, et Dornblüth, de Rostock, incriminent les vins médicinaux, et demandent que l'on soit très prudent dans l'administration de l'alcool aux enfants.

D. *Hérédité.* — Depuis longtemps on a observé que les parents alcooliques engendraient des enfants atteints

____

(1) *Semaine médicale*, 1835, p. 334.

de quelque infirmité; c'est ainsi que, d'après la mytho-
logie, si Vulcain était boiteux, c'est qu'il avait été conçu
par Jupiter enivré de nectar; Hippocrate avait signalé
les effets fâcheux des habitudes d'ivrognerie sur le produit de la conception; les Carthaginois défendaient la
cohabitation si le mari avait bu depuis vingt-quatre
heures. Amyot, au XVI⁰ siècle, affirmait que l'ivrogne
« n'engendre rien qui vaille. »

Beaucoup d'auteurs modernes se sont préoccupés de
de la descendance des alcooliques, dès que Magnus Huss (1)
eut fait paraître son remarquable travail sur l'alcoolisme.
Il serait trop long de citer ici tous les ouvrages ou mémoires parus sur cette question de la descendance chez
les alcooliques ; le *Traité des dégénérescences humaines*, de
Morel (2), et, plus récemment, les travaux de Taguet (3).
Grenier (4), seraient consultés avec fruit ; mais nous
devons signaler la thèse remarquable que vient de consacrer à cette question le D⁰ Combemale (5). Tous ces
auteurs, il faut bien le dire, ont surtout étudié la question au point de vue de l'hérédité des troubles intellec-
tuels. Cependant, Combemale, dans un chapitre intitulé :
« Effets de l'alcoolisme sur le corps et l'état de santé des
descendants », a recherché quelles pourraient être les
diverses manifestations de l'alcoolisme ancestral sur les
appareils de la vie organique, et il écrit : « L'appareil

(1) Magnus Huss. *Chronisc e Alcools Krankhetien oder Alcoolismus chronicus*. Stockholm, 1852.
(2) Morel. *Traité des dégénérescences humaines*.
(3) Taguet. Hérédité dans l'alcoolisme. *Ann. méd. psych.*, 1877.
(4) Grenier. *Contribution à l'étude de la descendance des alcooliques*. Th. Paris. 1887.
(5) Combemale. *La descendance des alcooliques*. Th. Montpellier, 1888.

digestif ne parait pas entrer en ligne de compte sérieux ; mais les organes de l'hématopoièse qui lui sont appendus participent de la même atrophie partielle, et sont, par leur fonction même, cause de l'infériorité de l'état général ; à parcourir les autopsies de dégénérés alcooliques, on verrait facilement ces organes offrir un poids inférieur à la normale, et présenter des altérations de structure même macroscopiques, dont l'origine ne serait due qu'à leur état de dégénérés. »

Faut-il voir dans cet amoindrissement, en quelque sorte héréditaire, des organes une explication de la diminution de volume du foie, qu'il est commun de rencontrer chez certains buveurs ? Pourrait-on ainsi comprendre pourquoi la glande hépatique présente un aspect anatomo-pathologique différent, bien que l'étiologie soit la même dans tous les cas ? Ce sont là tout autant de questions auxquelles on ne pourra répondre que par l'étude d'un grand nombre de faits.

Quoi qu'il en soit, on ne saurait nier l'influence de l'hérédité. Lancereaux a montré, en effet, que les enfants issus de parents alcooliques présentent tous une appétence particulière à boire des liqueurs. De là à avoir des lésions hépatiques, il n'y a pas loin. Et, en effet, au Congrès d'hygiène de Bruxelles, Normann Kerr est venu affirmer que la cirrhose alcoolique était héréditaire. « Beaucoup d'autres maladies produites par l'alcool sont sujettes à se transmettre de père en fils ; parmi les plus caractéristiques se comptent la cirrhose alcoolique et la contraction rénale de même origine. »

E. *Sexe*. — L'abus des boissons alcooliques se rencontre plus fréquemment chez l'homme que sa profession, sa vie plus active exposent davantage à contracter des habitudes de boissons ; aussi est-ce surtout dans le sexe masculin que l'on rencontre des cas d'hépatite alcoolique ; mais celle-ci n'est point exceptionnelle chez la femme ; car si la lithiase biliaire, les troubles fonctionnels hépatiques dus à la menstruation et à la ménopause sont des causes fréquentes d'altérations du foie, l'alcool vient souvent comme cause adjuvante ; quelquefois même, il peut être la cause prédominante ; car il est bien reconnu que les femmes ont souvent une grande propension à boire des liqueurs sucrées, et nous rappelons que Murchison a signalé la plus grande nocivité des boissons dans la composition desquelles le sucre entrait en plus ou moins grande proportion ; mais nous devons ajouter que, assez souvent aussi, le sexe féminin présente des désordres hépatiques consécutifs à l'abus des boissons spiritueuses ordinaires.

F. *Professions*. — C'est dans celles où l'on manipule l'alcool sous toutes ses formes, que l'on est le plus sujet à l'hépatite alcoolique. Dickinson a produit, en 1875, une statistique d'où il résulte que, sur cent quarante-neuf individus dont la profession consiste à manier l'alcool, il en a trouvé vingt-deux atteints de cirrhose hépatique, tandis que, sur un même nombre de sujets ayant une autre profession, on ne pouvait compter que sept cas d'hépatite.

Dans ces professions, non seulement l'alcool est introduit par la voie stomacale, mais il est aussi absorbé à l'état de vapeurs, et, par cette dernière porte d'entrée seule, il peut arriver à produire l'intoxication chronique. Combemale signale, en effet, l'exemple « d'un homme, de sobriété reconnue, qui habitait au-dessus d'un chai dont le plafond aux planches disjointes laissait passer des vapeurs suffisantes d'alcool pour produire l'intoxication chronique (1) ». Il rappelle également un cas analogue qui a été publié par Rondot (2).

Il résulte donc de ces faits que les débitants de vin, les brasseurs, les distillateurs, etc., sont beaucoup plus exposés à l'intoxication alcoolique ; quant aux autres professions indiquées par Lancereaux, elles n'offrent rien de caractéristique ; ce sont des individus chez lesquels existent des habitudes alcooliques, et celles-ci peuvent se développer quel que soit le métier ; cependant nous devons faire observer que les professions dans lesquelles les ouvriers sont obligés de se lever de très bonne heure, exposent davantage à la triste coutume de prendre à jeun, soit du vin blanc, soit de l'eau-de-vie ; car nous savons que la vacuité de l'estomac favorise l'introduction de l'alcool dans les vaisseaux sanguins qui vont au foie, et par suite facilite la production de lésions hépatiques.

Mais il est une profession sur laquelle l'attention a été attirée dans ces dernières années : c'est celle de dégustateur. Ce sont des individus dont le métier consiste à reconnaître le goût des différents crus, dans les grands centres vinicoles, comme la Bourgogne ou la

______

(1) Combemale, *Loco citato*, p. 56.

(2) Rondot. Intoxication par les vapeurs d'alcool. *Gaz. de Bordeaux*, 1857. p. 237.

région bordelaise. En 1880, le Dr Luton (1) avait déjà étudié cette « nouvelle forme d'alcoolisme latent professionnel et le moyen de le combattre. » Plus récemment, le Dr Moulinié, dans sa thèse inaugurale, a esquissé la pathologie de ces dégustateurs ; il cite les opinions du Dr Donnet, de Dijon, qui croit à la possibilité de leur intoxication alcoolique, tandis que le Dr Marandon de Montyel, se refuse à l'admettre ; mais ces deux savants aliénistes se sont placés à leur point de vue spécial. Quant au Dr Moulinié, il ne parle pas de désordres hépatiques ; il signale simplement qu'ils sont sujets aux maladies du bien être, et il serait à désirer qu'on recherchât quel est l'état du foie chez les dégustateurs.

G. *Milieu social.* — Ce facteur n'exerce pas une bien grande influence sur la fréquence de l'hépatite alcoolique ; car, quel que soit leur rang dans la société, on trouve bon nombre d'individus adonnés à la boisson, et dès lors on doit s'attendre à rencontrer des altérations du foie. « Les ouvriers, dit Liébig, soumis à une alimentation insuffisante, demandent de réparer aux dépens de leur corps la force qui leur manque, et dépensent aujourd'hui ce qui, dans l'ordre des choses, ne devait s'employer que demain. Et c'est alors qu'ils abusent des alcools, en qui ils trouvent le stimulant nécessaire pour dépenser au delà de leurs forces. » C'est souvent de cette façon que l'on voit s'établir des habitudes alcooliques chez les ouvriers, mais fréquemment

____

(1) Luton. *Ann. d'hygiène et de médecine légale,* 1880.

8

aussi le chômage, la maladie, la misère, sont des causes qui les conduisent à l'ivrognerie et à toutes ses conséquences.

Dans la classe aisée, il n'est point rare de rencontrer des alcooliques, et cependant la cirrhose hépatique y est moins fréquente; c'est que les individus de cette catégorie prêtent une plus grande attention aux malaises précurseurs de l'hépatite, et qu'ils suivent un traitement à une phase de la maladie où l'on peut espérer qu'il sera fructueux. D'autre part, comme leur alimentation est toujours suffisante, l'alcool qu'ils ingèrent généralement en grande quantité, au moment de leur repas, n'exerce pas sur la glande hépatique une action aussi irritante; ils ne dépassent pas la première période congestive de la maladie. Leudet, au Congrès de la Rochelle, en 1882, décrit une gastro-entérite alcoolique chez les gens aisés qui abusent d'une façon continue des boissons spiritueuses, mais sans aller jusqu'à l'ivresse; et c'est chez eux qu'on peut observer une congestion permanente du foie qui n'aboutit que rarement à la cirrhose. Ce sont ces cas que les médecins de Vichy ont appelés du nom d'engorgement du foie, et sur lesquels les eaux minérales alcalines exercent une action curative merveilleuse.

II. *Climat*. — C'est là une condition étiologique dont l'importance n'échappe à personne. En effet, les désordres hépatiques que détermine l'abus des boissons alcooliques sont très variables, suivant le degré de latitude auquel on les observe.

Dans les régions froides, les habitants demandent

aux boissons alcooliques le stimulant nécessaire pour lutter contre le froid; mais bien souvent ils dépassent les quantités qui peuvent être vraiment utiles, et deviennent des alcooliques avérés. On sait en effet que c'est dans les pays du nord de l'Europe que les cas d'hépatite alcoolique sont les plus fréquents, et que les médecins de ces régions ont contribué pour une large part à édifier l'histoire pathologique des lésions chroniques du foie chez les buveurs, grâce aux nombreux cas qu'il leur a été donné d'observer.

Tous les auteurs qui ont étudié les maladies des pays chauds ont bien montré quel rôle important joue l'abus des spiritueux dans la genèse des affections du foie qu'on y observe. Celles-ci, du reste, ont une évolution beaucoup plus rapide que dans nos climats, ce qui est en rapport avec l'élévation de la température, et l'humidité excessive de l'atmosphère que l'on observe dans ces régions. « Dans ces climats chauds, dit Beau (1), le sang porto-splénique est peu assimilant, et laisse pénétrer jusqu'au foie les différents ingesta sans les avoir préalablement modifiés ou détruits. Il est permis encore de penser que ce défaut d'assimilation tient en partie à ce que, par suite de la chaleur et de la raréfaction de l'air, le sang porto-splénique contient une insuffisante quantité d'oxygène. » Donc, ce n'est pas seulement l'alcool, mais aussi les conditions atmosphériques dont il faut tenir compte pour expliquer les inflammations suppuratives du foie. Du reste, elles débutent toutes

_____

(1) Beau. Etudes analytiques de physiologie et de pathologie sur l'appareil spléno-hépatique. *Arch. de médecine,* 1851.

par une phase congestive qui peut être l'unique trouble observé. « J'ai rarement vu dans l'Inde, disait Mac Leon (1), un fort buveur de bière qui ne fût atteint de congestion du foie, à moins qu'il ne menât une vie très active et qu'il n'eût une respiration puissante. » C'est là une congestion analogue à celle que nous observons dans nos climats, et qui marque le début de la cirrhose, tandis que dans les pays chauds elle aboutit à la suppuration.

I. *Race*. — Ce facteur n'exerce pas une influence bien grande par lui-même, car, au point de vue des lésions hépatiques dues aux excès alcooliques, les conditions de race sont essentiellement liées à celles du climat; et d'autre part, nous avons vu que, chez tous les habitants du globe, les boissons fermentées sont en usage, et que l'alcoolisme y exerce ses ravages. Nous devons cependant dire que, d'après Picqué (2), les races germanique, anglaise, chinoise et nègre présentent une appétence toute particulière pour l'alcool.

Nous terminons ainsi l'exposé des différentes conditions étiologiques que nous avions à étudier; il s'agit maintenant de décrire les lésions que l'alcool détermine dans le foie, et leur mode de production; ce sera l'objet du chapitre suivant.

(1) Mac Leon. *Reynold's systeme of medicine*, t. III.
(2) Picqué. *Loco citato*.

CHAPITRE III

ANATOMIE ET PHYSIOLOGIE
PATHOLOGIQUE

SOMMAIRE. — I. Historique : la question se complique après Laënnec. Hanot, Charcot, Lereboullet, Lancereaux et ses élèves. — Formes anatomiques admises, leur fréquence relative. Formad. Congestion chronique du début. — Description des lésions macroscopiques de la cirrhose atrophique. Altérations histologiques : coup d'œil rapide sur la structure du foie. — Caractères et marche de la sclérose. Carswell, Rindfleisch, Maffucci, Sabourin. — État des cellules hépatiques : loi de la spécificité cellulaire. — Absence de canaux biliaires. — De la dégénérescence graisseuse, loi de Robin. — Cirrhose hypertrophique graisseuse, diffusion des lésions, difficulté d'interprétation de leur pathogénie, c'est une forme encore mal connue. — Cirrhose hypertrophique biliaire, type de Hanot, sa description anatomo-pathologique rapide. — Lésions concomitantes. — Tuméfaction de la rate, altérations du péritoine ; complexité des lésions chez les alcooliques.

II. Des voies d'absorption de l'alcool. Sa pénétration rapide dans les vaisseaux sanguins des parois du tube digestif et son arrivée au foie. — Stahl et sa conception du rôle de la veine porte. — Accumulation de l'alcool dans le foie. Percy, Perrin, Duroy et Lallemand. — Transformation partielle de la glycose du foie en alcool, Roger. — Mécanisme des lésions du foie dues à l'alcool. Broussais, Frerichs, Andral. — Action de l'alcool sur la cellule hépatique. Cl. Bernard, Leudet, Jaillet. — Altération primordiale des parois vasculaires. — Sclérose et stéatose. — Expériences de Pupier, de Dujardin-Beaumetz et Audige, Mairet et Combemale. — La cirrhose alcoolique expérimentale de Strauss et Blocq. Interprétation du résultat de ces expériences.

I. — Rien n'était plus simple, il y a une trentaine d'années, que la description des lésions de l'hépatite alcoolique. On ne reconnaissait alors que la forme anatomo-pathologique décrite jadis par Laënnec. Dans sa thèse sur la cirrhose, en 1853, Gubler, résumant les données qui régnaient alors, admettait que le foie était diminué de volume, plus ou moins déformé, et présentait à sa surface, comme dans son parenchyme, de nombreuses granulations, les cirrhoses de Laënnec.

Mais bientôt la question ne tarda pas à se compliquer. Différents observateurs publiaient des faits en contradiction avec ce que l'on avait admis. Requin, Todd, puis Ollivier de Rouen démontraient la fréquence de l'augmentation du volume du foie chez les alcooliques; en 1876, Hanot consacrait sa thèse à l'étude d'une forme d'hépatite dans laquelle, si l'alcool ne peut pas être incriminé comme facteur étiologique prédominant, néanmoins on le trouve souvent signalé parmi les causes qui peuvent produire cette affection. Cette nouvelle forme d'hépatite reçut le nom de cirrhose hypertrophique, en raison de l'énorme développement que présentait la glande hépatique.

L'année suivante, dans ses leçons magistrales, le professeur Charcot établissait entre ces deux formes d'hépatite une distinction tranchée, basée à la fois sur les symptômes et surtout sur l'anatomie pathologique; dans l'une, le foie était diminué de volume, et le processus inflammatoire, après avoir débuté autour du système veineux, présentait une répartition spéciale, que l'on ne retrouvait pas dans l'autre forme, qui s'accompagnait, au contraire, de l'hypertrophie du foie, et dans laquelle les lésions commençaient autour des canaux biliaires. Charcot distinguait ainsi la cirrhose atrophique d'origine veineuse, et la cirrhose hypertrophique d'origine biliaire.

Cette heureuse conception de la dualité des hépatites chroniques ne tarda pas à être ébranlée, car elle ne suffit pas à expliquer d'autres lésions qu'on trouvait dans le foie d'individus alcooliques. Tout d'abord, il n'était pas rare de rencontrer le parenchyme hépatique présentant une transformation graisseuse plus ou moins accentuée. Dans quelques cas, elle était peu développée et limitée à la périphérie des lobules hépatiques, ou bien disséminée irrégulièrement dans leur intérieur : c'était la dégénérescence graisseuse.

Dans d'autres cas, le foie était volumineux, sa consistance molle, et il présentait une teinte jaunâtre ; sa section tachait le couteau. Ce sont ces formes que l'on a décrites sous le nom de cirrhose hypertrophique graisseuse. Signalée dès 1851 par Lereboullet, cette variété a été ensuite étudiée par Lancereaux et ses élèves, et, plus récemment, Hutinel et Sabourin lui ont consacré des mémoires importants.

Ce sont là les différentes lésions que l'on peut retrouver dans le foie alcoolique, lorsque les individus succombent à une période avancée de la maladie ; mais, avant d'atteindre ces états divers, la glande hépatique présente des altérations qui se développent tout à fait au début de l'intoxication alcoolique, ce sont celles de la congestion chronique ; de sorte que si nous voulons décrire les lésions chroniques du foie dues à l'alcool, notre étude doit comprendre :

1° La congestion chronique ;
2° La cirrhose atrophique :
3° La dégénérescence graisseuse ;
4° La cirrhose hypertrophique graisseuse ;
5° La cirrhose hypertrophique type de Hanot.

Quelle est de ces formes anatomiques la plus fréquente ? On s'accorde généralement à reconnaître que le foie des buveurs est le plus souvent diminué de volume, et qu'il n'est pas rare d'y rencontrer les cellules hépatiques en état de dégénérescence graisseuse. Ce n'est cependant pas l'avis de tous les observateurs, car, si l'on en croit Formad (1), sur deux cent cinquante-cinq autopsies d'ivrognes, il n'aurait trouvé que six cas de foie atrophié. C'est dans une communication faite à la *Pathological Society of Philadelphia* qu'il expose le résultat de ces autopsies.

Dans deux cent vingt cas, l'hypertrophie était plus ou moins considérable et résultait le plus souvent de l'infiltration graisseuse ; dans la même séance, Tyson rappelait que Anstie avait adopté cette opinion dans le *Reynold's systeme of medicine* ; puis Wilson, Osler admettaient également la rareté de la cirrhose atrophique ; enfin, Randall faisait remarquer que la nature de l'alcool doit être mise en cause pour expliquer cette variabilité ; car, à Vienne, chez les buveurs de bière, on trouvait le foie graisseux beaucoup plus commun que le scléreux, tandis qu'en Angleterre, où on boit beaucoup de gin, et dans les pays scandinaves, où on abuse des alcools forts, le foie cirrhotique est beaucoup plus fréquent.

Quelle que soit, du reste, la forme anatomique que présente le foie alcoolique à une période avancée, on admet généralement qu'au début, les altérations qu'on peut y rencontrer sont celles de la congestion chronique. On a rarement l'occasion de les observer, car les

(1) Formad. *Path. Soc. of.* Philad. 12 nov. 1885.

alcooliques ne succombent guère à cette période, à moins d'être emportés par une maladie intercurrente ; et c'est plutôt sur les résultats fournis par l'expérimentation que doit être basée la description anatomo-pathologique. Nous verrons, en effet, quand nous étudierons la physiologie pathologique, que tous ceux qui ont essayé de reproduire dans le foie les lésions de l'alcoolisme, ont noté que constamment ce viscère présentait une congestion très marquée. Elle se traduit par une augmentation de volume de la glande hépatique ; sa teinte est plus foncée que de coutume, sa forme normale est conservée, sa surface est lisse, tendue, et si l'on vient à sectionner le parenchyme, il s'écoule une grande quantité de sang. A l'examen histologique, on constate que les vaisseaux, principalement ceux des espaces portes et les radicules de la veine porte, sont dilatés ; leur lumière est complètement oblitérée par les globules rouges ; çà et là on peut observer quelques cellules embryonnaires, indice d'un processus inflammatoire à son début ; de même, quelques canalicules biliaires sont obstrués et renferment des concrétions biliaires qui se détachent sur la préparation sous forme de blocs verdâtres, mais jamais on ne trouve un tissu conjonctif aussi développé et aussi bien organisé que dans la cirrhose atrophique. C'est du reste cette forme de congestion chronique, qui correspond à celle qui a été décrite sous le nom d'hépatite interstitielle de Semmola et d'hyperplasie diffuse du foie chez les ivrognes par Klebs, qui lui avait assigné comme caractères principaux l'hypertrophie et la coloration brun foncé du parenchyme.

Il est admis actuellement par presque tous les auteurs

que cette congestion hépatique est le premier stade que présente la glande avant d'arriver aux altérations qui caractérisent la forme d'hépatite alcoolique que nous croyons la plus commune : la cirrhose atrophique.

Dans ce cas, ce qui frappe tout d'abord, c'est la notable diminution du volume du foie ; à l'ouverture de l'abdomen, on n'aperçoit pas immédiatement ce viscère, qui est souvent refoulé par les anses intestinales distendues par les gaz, et qui est ainsi caché sous les fausses côtes. Charcot a fait remarquer que souvent cette atrophie n'est que partielle et se localise de préférence au niveau du lobe gauche ; quelquefois même ce lobe est complètement atrophié. Aussi le poids du foie est généralement diminué, et peut descendre chez un adulte jusqu'à 800 grammes.

La forme normale du foie n'est pas conservée, ses bords sont en général déchiquetés, et à sa surface on voit une grande quantité de granulations séparées entre elles par un tissu blanchâtre qui creuse des sillons plus ou moins profonds, et peut faire croire à la présence de lobes surnuméraires. La capsule d'enveloppe du foie présente une teinte opaque, et il est fréquent d'observer des adhérences avec le diaphragme et les parties voisines.

Si on vient à faire une section dans le tissu hépatique, on éprouve une certaine résistance à faire pénétrer le couteau, qui « crie » à mesure qu'on l'enfonce ; et sur la surface de section, on aperçoit tout d'abord que la capsule de Glisson est épaissie, et qu'elle envoie des tractus blanchâtres dans le parenchyme, séparant les granulations qui, beaucoup plus apparentes, font une saillie plus ou moins prononcée ; leur volume est en effet variable, les unes, comparables à un grain de millet, les autres de la grosseur d'une tête de clou (*hobnailed liver*) ; elles sont enserrées à leur base par le tissu interstitiel, et comme elles présentent une coloration jaune roux, elles tranchent par cette teinte sur les tractus gris blanchâtres, de sorte que l'aspect général du foie ressemble à du granit. Il faut ajouter que, fréquemment, la substance hépatique présente une teinte jaune verdâtre, qui résulte de l'imprégnation du pigment biliaire, due à l'ictère qu'on peut observer quelquefois à la dernière période de la cirrhose atrophique.

Telles sont les lésions macroscopiques qui caractérisent la cirrhose atrophique ; mais il faut bien savoir que la diminution du volume du foie n'est pas toujours constante, et que l'on peut rencontrer chez des alcooliques, ayant présenté pendant la vie tous les symptômes de cette variété d'hépatite, un foie qui a conservé à peu près ses dimensions normales ; quelquefois même, il peut présenter un léger degré d'hypertrophie ; c'est peut-être, dans ces cas, un foie qui est resté au premier degré de l'inflammation, et présente de la congestion chronique ; ou bien, il est possible que ce soit là ce que Semmola a décrit comme la forme non atrophique de l'hépatite interstitielle ; et, en somme, il est difficile de déterminer exactement la place qu'on doit assigner à cette variété.

Mais, voyons maintenant les altérations que révèle le microscope dans la cirrhose atrophique. Nous rappelons rapidement qu'à l'état normal, le foie est composé de lobules arrondis, juxtaposés, présentant à leur centre

une branche veineuse émanée des veines sus-hépatiques. Aux points de rencontre de plusieurs lobules voisins se trouvent des espaces triangulaires, espaces
portes de Kiernan, dans lesquels se trouvent les divisions de la veine porte, de l'artère hépatique et des
canaux biliaires. Dans les lobules, les cellules forment
des cordons radiés autour de la veine centrale ; elles
ont une forme polyédrique et présentent une teinte brunâtre caractéristique. Entre ces cellules rampent des
radicules biliaires, et on y observe aussi des capillaires,
qui, faisant suite aux ramifications de la veine porte, vont
se jeter dans la veine centrale. Tous ces différents
éléments sont plongés dans une gangue conjonctive,
qui se continue directement avec la capsule de Glisson ;
mais si cette gangue conjonctive est à peine apparente
à l'état normal, elle peut, sous l'influence d'un agent
irritant, tel que l'alcool, prendre un développement considérable, et étouffer petit à petit les différents éléments
constitutifs du parenchyme hépatique, comme nous allons
le voir.

En effet, le processus inflammatoire débute par l'apparition de tissu conjonctif dans les espaces portes. Suivant la période de la maladie, ce tissu présente des
caractères différents; on peut au début n'observer que
des cellules embryonnaires et quelques cellules fusiformes, mais, plus tard, il arrive à être parfaitement
organisé. De l'espace porte, le tissu conjonctif se répand
dans les fissures interlobulaires, entourant d'abord plusieurs lobules (multilobulaire) auxquels il forme un
anneau complet (annulaire), et, de cet anneau, on voit
partir des tractus secondaires qui vont circonscrire cha-

que lobule, sans pénétrer dans leur intérieur (extra-lobulaire). Telle était, suivant Charcot, la répartition du
tissu conjonctif dans la cirrhose atrophique, c'est-à-dire
multilobulaire, annulaire et extra-lobulaire. Mais ce dernier caractère est loin d'être constant, et, par les nombreuses préparations que nous avons examinées au
laboratoire d'anatomie pathologique de la Faculté, nous
avons pu nous convaincre que, dans les cas de sclérose
hépatique très prononcée, le tissu conjonctif ne res-
tait plus limité à la périphérie des lobules ; il a
pénétré dans leur intérieur, les dissocie, et on ne voit
plus que des ilots de cellules hépatiques plus ou moins
considérables plongés au milieu d'un tissu conjonctif
fasciculé, dont la coloration rosée que lui donne le picro-
carmin contraste avec la teinte brunâtre des éléments
cellulaires du foie.

Quelle est l'origine de cette sclérose ? On s'accorde
généralement à reconnaitre que c'est autour des ramifications de la veine porte qu'elle débute. Carswell, puis
Rindfleisch, ont signalé depuis longtemps que les vaisseaux étaient altérés dans la cirrhose, et, en effet, il est
à peu près impossible d'injecter la veine porte dans
un foie ainsi sclérosé, ce qui dénote bien qu'il existe un
obstacle à la circulation. Du reste, Cruveilhier avait vu
se produire les mêmes lésions à la suite d'une injection
de mercure dans la veine porte. Solowief, par la ligature
progressive de la veine porte, a pu réaliser les altérations de la cirrhose hépatique. Enfin, plus récemment,
Maffucci, dans un mémoire sur l'hépatite interstitielle
chronique expérimentale, concluait : « 1° La cirrhose
hépatique est toujours liée à une périphlébite de la veine

porte. 2° La périphlébite peut être produite soit par la présence de substances chimiques ou virulentes dans le sang circulant dans la veine, soit par des irritants mécaniques qui agissent sur la tunique adventice. »

Mais, dans ces dernières années, Sabourin publiait un mémoire pour démontrer que souvent la sclérose débutait en même temps autour des branches de la veine porte, et autour de la veine centrale ; il admettait ainsi l'origine biveineuse de la sclérose. C'est là une opinion dont nous n'avons jamais pu vérifier l'exactitude sur les préparations que nous avons examinées, et nous devons ajouter que Strauss et Blocq, qui ont essayé de reproduire la cirrhose alcoolique chez les animaux, et pouvaient ainsi saisir l'inflammation à son début, contestent également les faits de Sabourin.

Quoi qu'il en soit, c'est un fait acquis que, dans cette variété d'hépatite alcoolique, la sclérose se montre tout d'abord autour des veines, et la dénomination de cirrhose d'origine veineuse, proposée par Charcot, est parfaitement justifiée.

Voyons maintenant ce que deviennent les autres éléments du foie. Lorsque les ramifications de la veine porte ont été étouffées par le tissu conjonctif développé dans les espaces portes, on voit se développer au milieu de cette gangue des vaisseaux dont l'origine est l'objet en discussion. Tandis que certains auteurs admettent que ce sont des branches de la veine porte qui auraient échappé au processus inflammatoire, d'autres pensent que ce sont des divisions de l'artère hépatique. Cette dernière opinion semble plus vraisemblable, car si les ramifications de cette artère étaient lésées, on verrait se produire la nécrobiose du foie, ce qui n'existe pas dans la cirrhose atrophique.

En effet, les cellules hépatiques conservent au début leur disposition normale, les cordons de Remak persistent avec leur ordination ; mais dans les degrés avancés de la maladie, alors que la sclérose, cessant d'être extra-lobulaire, pénètre dans l'intérieur et dissocie les lobules, on voit souvent les cellules de la périphérie comprimées, perdre leur forme cubique ; leur protoplasma devient granuleux, quelquefois même il est envahi par des gouttelettes graisseuses. Il n'est pas rare non plus de voir des cellules embryonnaires pénétrer dans la cellule hépatique, mais ce n'est pas la cellule hépatique qui se transforme en cellules embryonnaires, comme Kelsch et Kiener l'avaient annoncé pour l'hépatite paludéenne, et Hamilton pour l'hépatite interstitielle. Cette hypothèse est en effet en contradiction flagrante avec la loi de la spécificité cellulaire. Cette loi, formulée tout récemment par notre très distingué maître le professeur agrégé Bard, nous avons eu maintes fois l'occasion de la vérifier sous son excellente direction, et nous nous déclarons convaincu de la réalité de son existence ; aussi nous nous refusons à admettre qu'une cellule du type épithélial, comme celle du foie, puisse devenir une cellule embryonnaire.

Quant au système biliaire, qu'il nous reste à étudier, il ne présente généralement pas d'altération notable ; en dehors d'une teinte jaunâtre due à un ictère survenu à la fin de la maladie, mais qui n'est pas constante, on note rarement une néoformation très accusée de canaux biliaires, comme dans la cirrhose hypertrophique.

Nous en avons fini avec la description anatomo-pathologique de l'hépatite alcoolique la plus fréquente ; les formes qu'il nous reste à étudier sont beaucoup moins importantes.

C'est tout d'abord la dégénérescence graisseuse qui est souvent surajoutée à la cirrhose atrophique, comme nous l'avons signalé. On peut aussi la rencontrer dans les autres formes d'hépatite consécutives à l'abus de l'alcool ; elle est souvent l'indice d'un trouble de nutrition de la cellule hépatique, conformément à la proposition de Robin : « Toutes les fois que la nutrition d'un tissu est troublée, il se produit des granulations graisseuses dans l'épaisseur de ses éléments, d'autant plus petites que leur formation est plus rapide. » Et c'est en effet dans les cellules de la périphérie des lobules, cellules qui sont les plus voisines du siège des phénomènes inflammatoires, et dont la nutrition doit être, de ce fait, profondément troublée, que se montre tout d'abord la dégénérescence graisseuse. On voit alors des gouttelettes réfringentes envahir peu à peu le protoplasma de la cellule ; le noyau, d'abord rejeté à la périphérie, disparaît bientôt, et l'élément cellulaire est remplacé par une cellule graisseuse dont la coloration en noir par l'acide osmique est caractéristique.

Il est rare que cet aspect graisseux soit bien étendu, car, lorsqu'il est généralisé à toute la substance hépatique, c'est qu'il a succédé à une intoxication aiguë, consécutive à l'ingestion d'une dose énorme d'alcool ; c'est alors un type d'hépatite aiguë dont nous n'avons pas à nous occuper ici, et qui diffère de la cirrhose hypertrophique graisseuse que nous allons rapidement examiner.

Dans ce cas, le foie présente une augmentation générale de ses dimensions ; son bord libre est plus épais ; sa
surface est lisse, tendue, et ce n'est que par une observation attentive qu'on peut arriver à découvrir les fines
granulations dont elle est parsemée. Sa consistance est
plus molle et l'on n'éprouve pas de difficulté bien marquée à faire une section dans le parenchyme hépatique;
à la coupe, il ne s'écoule pas de sang. En effet, le tissu
est pâle et plutôt anémié, et un fragment placé sur une
feuille de papier y laisse une empreinte huileuse; on y
distingue également de très fines granulations séparées
par des tractus fibreux grisâtres, ce qui montre qu'il
existe ici l'association de deux lésions, la stéatose et la
sclérose.

Ces altérations sont encore bien plus nettes à l'examen histologique. En effet, on aperçoit le tissu conjonctif
répandu dans tout le parenchyme d'une manière diffuse;
la sclérose ne présente plus une répartition constante,
comme dans la cirrhose atrophique ; elle pénètre dans
les lobules, les divise, de sorte qu'elle est à la fois extra
et intralobulaire ; il semble qu'elle tend à entourer
chaque cellule du foie, elle serait monocellulaire.

Si l'on recherche autour de quel élément ce processus
a débuté, il est difficile de le déterminer, attendu qu'ici
les veines sus-hépatiques présentent des altérations
aussi bien que les branches de la veine porte; la sclérose
est donc ici biveineuse. D'autre part, le système biliaire
est aussi atteint. De nombreux canalicules apparaissent
dans les espaces interlobulaires avec leur épithélium
cubique caractéristique ; ils sont enflammés et quelquefois oblitérés par des concrétions biliaires. Il

n'est pas jusqu'au système artériel qui, lui aussi, ne soit altéré, car il n'est pas rare de constater un certain degré de périartérite.

Quant aux cellules hépatiques, la majorité a subi la dégénérescence granulo-graisseuse ; quelques-unes possèdent encore leur noyau, qui est refoulé à la périphérie ; chez d'autres on ne trouve plus de trace du noyau, et leur protoplasma est remplacé par la substance adipeuse. Mais cet aspect graisseux n'est pas généralisé, et beaucoup des éléments nobles du foie ont encore leur aspect normal.

Cette forme d'hépatite est donc caractérisée par la diffusion des lésions, et tous les auteurs qui ont noté cette coïncidence de la stéatose et de la sclérose, ont tenté d'établir leur mode de succession. Pour Hutinel, c'est la dégénérescence graisseuse qui apparait la première, et détermine secondairement l'hyperplasie conjonctive qui débuterait autour de la veine porte, revêtant ainsi, au début, la forme insulaire. Bellangé pense, au contraire, que c'est autour des vaisseaux biliaires que la sclérose commence à se développer. Sabourin croit que ces lésions évoluent simultanément et dépendent de l'alcoolisme, mais, après avoir indiqué dans un premier travail que le début de l'hyperplasie se faisait autour de la veine porte, il a soutenu, dans un second mémoire, que c'était, au contraire, autour de la veine sus-hépatique que commençait à apparaître le tissu conjonctif.

En somme, on n'est pas encore fixé sur le mode d'évolution de ces lésions ; on ne sait pas davantage quelle part revient à l'alcool dans leur production, parce qu'il est fréquent de rencontrer en même temps de la tuber-

culose. Tandis que Dupont, dans sa thèse, croit que c'est
aux excès alcooliques qu'est due la cirrhose graisseuse,
et que la phtisie ne fait que favoriser l'action de l'alcool
par le ralentissement qu'elle amène dans les échanges
nutritifs ; Gilson pense que l'alcoolisme produit à la fois
la stéatose du foie et les lésions tuberculeuses. Bellangé,
au contraire, admet que l'influence tuberculeuse seule
doit être incriminée ; elle produirait tout d'abord la stéatose, et la sclérose serait secondaire.

Ces divergences d'opinion démontrent suffisamment
que c'est là une question encore à l'étude, et que de
nouveaux faits sont nécessaires pour établir définitive
ment l'histoire de cette variété d'hépatite alcoolique.

Il nous reste maintenant à décrire les lésions que l'on
rencontre dans la cirrhose hypertrophique biliaire à
laquelle est attaché le nom de Hanot. Bien que Frerichs
affirme que l'alcoolisme seul suffit à la produire, néanmoins, nous pensons que le plus souvent l'alcool n'agit
que comme cause adjuvante ; aussi énumérerons-nous
très rapidement les caractères anatomo-pathologiques.

Le foie est considérablement augmenté de volume et
occupe une grande partie de la cavité abdominale ;
son poids peut atteindre jusqu'à trois kilogrammes ; il
présente une coloration verdâtre manifeste, et il n'est
pas déformé ; sa surface est à peu près lisse ou parsemée
de très fines granulations. Sa consistance est ferme, mais
son tissu ne crie pas quand on en veut faire la section ; la
capsule de Glisson peut être épaissie et avoir une teinte
blanchâtre ; quelques adhérences l'unissent souvent aux
parties voisines.

A l'examen histologique, on voit la sclérose débuter

dans les espaces portes sous forme d'ilots (insulaire),
puis se répandre dans le parenchyme hépatique, en
circonscrivant d'abord complètement les lobules voisins (monolobulaires), et en pénétrant dans leur intérieur ; elle est donc à la fois extra et intralobulaire. De
plus, caractère important, le tissu conjonctif ne parvient
jamais à un degré d'organisation aussi avancé que dans
les autres formes de sclérose; ce n'est pas un stroma
formé de fibres conjonctives fusiformes, allongées ; au
contraire, il renferme une grande quantité de cellules
embryonnaires qui forment des amas plus ou moins
considérables.

Ici, ce n'est pas autour des vaisseaux sanguins que
débute l'hyperplasie, mais autour des canalicules biliaires ; ceux-ci présentent les lésions d'angiocholite et de
périangiocholite, et, en outre, leur nombre est de beaucoup accru ; cette augmentation a été expliquée soit
par un bourgeonnement des voies de la bile, soit au
contraire par la transformation des trabécules cellulaires
hépatiques en canaux biliaires ; mais, dans aucune
forme de cirrhose, ce réseau biliaire n'atteint un aussi
grand développement que dans la cirrhose hypertrophique de Hanot.

C'est par cette forme que nous terminons la description des lésions que l'alcool peut déterminer dans le
parenchyme hépatique ; mais il existe un certain nombre d'altérations concomitantes que l'on rencontre constamment, et que, sous peine d'être incomplet, nous ne
devons pas passer sous silence.

En premier lieu, signalons le développement parfois
énorme que prend la rate ; Galien l'avait déjà observé

autrefois, *læso hepate, læditur lien*. Depuis, tous les auteurs ont noté cette coïncidence de l'hypertrophie de la
rate. Ce viscère peut en effet atteindre un grand volume;
tout récemment, dans son cours d'anatomie pathologique, M. le professeur Raymond Tripier montrait une rate
volumineuse, trouvée chez un sujet ayant succombé à
une hépatite chronique alcoolique. Elle atteignait le
poids de 600 gram., sa consistance était très ferme, et
à sa surface on voyait une quantité d'élevures arrondies,
blanchâtres, que M. Tripier comparait à des taches de
bougie; la pulpe splénique résistait au couteau et, sur
la surface de section, on pouvait voir à l'œil nu des
travées conjonctives beaucoup plus épaisses qu'à l'état
normal; l'examen histologique est venu démontrer qu'il
s'agissait là d'une sclérose intense de la rate.

Il n'est pas rare non plus de trouver des traces d'inflammation chronique sur la séreuse péritonéale. C'est
un certain degré d'épaississement, une teinte blanchâtre
ou bien une vascularisation manifeste que l'on peut
observer; c'est surtout au niveau des replis du péritoine
sur la glande hépatique, qu'on trouve cette altération
localisée, mais quelquefois aussi, elle peut être généralisée à tout le péritoine; en effet, depuis le mémoire
déjà ancien de Lancereaux (1), on admet l'existence
d'une péritonite chronique d'origine alcoolique, et, plus
récemment, au Congrès de Montpellier, Leudet (2) a
décrit chez les alcoolisés trois ordres de lésion :

« 1° Un épanchement séreux, ou mélangé de flocons
fibrineux plus ou moins abondants ;

(1) Lancereaux. *Archives de médecine*, 1860.
(2) Leudet. Congrès de Montpellier, 1870. *Gazette hebd.*, 1870, p 777

« 2° De la péritonite ;

« 3° Des pseudo-membranes avec hémorrhagie, pigment ou pus. »

Ces lésions du péritoine et de la rate se rencontrent très fréquemment chez les individus cirrhotiques, mais bien plus souvent on observe des altérations de l'estomac ; c'est en effet dans ce viscère que pénètre d'abord l'alcool, avant d'être absorbé ; aussi la teinte ardoisée de la muqueuse, indice d'une phlegmasie chronique, de petites ulcérations disséminées, l'épaississement de la paroi, sont des lésions que l'on trouve couramment

Enfin, comme l'alcool est une substance qui passe rapidement dans le torrent circulatoire, il se diffuse ainsi dans tout l'organisme, et va déterminer des troubles nutritifs dans les éléments constitutifs des organes ou des tissus au contact desquels le liquide sanguin pourra le conduire ; et c'est ainsi que s'explique la multiplicité des lésions que peuvent présenter les alcooliques.

Nous ne pouvons ici que les signaler, leur description serait tout à fait déplacée ; mais nous devons maintenant rechercher comment se produisent les diverses altérations que produit l'alcool dans la glande hépatique, et tout d'abord comment pénètre-t-il et quelle est son action sur les tissus ?

II. — L'alcool peut être introduit dans l'organisme de deux façons : par les voies respiratoires et par le tube digestif. Nous pouvons laisser de côté le premier mode de pénétration, qui, beaucoup moins important, peut cependant parfois, comme nous l'avons vu, suffire à déterminer l'intoxication alcoolique. Quant à l'introduction par les voies digestives, il serait puéril de faire remarquer que c'est là la règle.

Une fois dans l'estomac, que devient l'alcool? Mitscherlich a démontré depuis longtemps qu'il ne tardait pas à être absorbé au niveau des parois vasculaires du riche réseau sanguin qui entoure l'estomac; la plus grande partie passe dans ces vaisseaux, et l'alcool qui n'est pas absorbé à ce niveau, continue à cheminer dans le tube intestinal et à pénétrer dans les nombreuses bouches absorbantes disséminées sur tout son trajet. En effet, tous les vaisseaux qui rampent sur les parois du tube digestif ne tardent pas à renfermer de l'alcool; il suffit de faire ingérer une certaine quantité de cette substance à un animal, et, si on le sacrifie quelques instants après, on trouvera que tous les vaisseaux du mésentère, artériels et veineux, contiennent un sang rutilant, imprégné d'une forte odeur d'alcool.

Cette simple expérience démontre amplement que l'alcool pénètre dans le sang des canaux chargés de recueillir les produits de l'absorption intestinale; or, ceux-ci, comme on le sait, se réunissent pour former un tronc, la veine porte, qui va se distribuer dans la glande hépatique, et diffuser ainsi dans tout le parenchyme les diverses substances qui peuvent être mêlées au sang qu'elle renferme, et il est tout naturel de supposer que, si elles sont irritantes, elles détermineront dans le foie de profondes lésions.

Depuis longtemps déjà, ce rôle nocif du sang de la veine porte a été indiqué. Stahl, en faisant autrefois de la veine porte la porte d'entrée de tous les maux, avait peut-être bien soupçonné que le sang qu'elle renfermait pouvait être une cause d'altération de la substance hépatique. Mais c'est à Beau que revient le mérite d'avoir démontré que certains produits mêlés au sang amenaient ces altérations, et il a parfaitement signalé que l'alcool, qui se diffuse très rapidement, est remarquable à ce point de vue.

Du reste, cette action irritante de l'alcool sur la substance hépatique se comprend aisément, quand on sait que le foie possède une propriété spéciale pour conserver cette substance dans sa trame. Déjà Percy, en 1839, avait vu que l'alcool pouvait s'accumuler dans la glande hépatique ; en 1860, Perrin, Duroy et Lallemand ont institué des expériences pour rechercher ce que devient l'alcool introduit dans l'organisme, et ils ont vu que, s'il a pénétré par l'estomac, on en retrouve :

> Dans le sang. . . . . 1 partie
> Dans le foie. . . . . 4 parties
> Dans le cerveau. . . 2 parties

tandis que, si on l'a injecté par la veine jugulaire, on ne trouve plus que :

> Dans le sang. . . . . 1 partie
> Dans le foie. . . . . 2 parties
> Dans le cerveau. . . 2 parties

La voie d'absorption de l'alcool n'est donc pas indifférente pour la quantité que l'on peut en retrouver dans le foie ; cette quantité est aussi en rapport évidemment avec la dose d'alcool qui traverse cet organe. Cependant, il faut bien savoir que ce n'est pas là la seule origine de cette substance ; en effet, Roger a montré que la glycose que renferme le foie à l'état normal, peut se transformer partiellement en alcool, et cette fermentation alcoolique s'opérerait grâce à la présence d'un microbe particulier qui habiterait l'intestin, et qui a été décrit par Brieger.

L'alcool ainsi formé ne peut jamais être en très grande abondance, et celui qui s'accumule dans le foie est surtout l'alcool qui a été ingéré directement ; quelle que soit du reste sa provenance, il ne tarde pas à déterminer des lésions dans la glande hépatique. Mais comment ?

Broussais croyait que l'irritation se propageait de la muqueuse intestinale au parenchyme du foie, en suivant les voies biliaires. Pour d'autres, les altérations résultaient d'une excitation sympathique dont le point de départ se trouvait dans l'intestin. Ce sont là des opinions qu'il nous semble difficile d'adopter ; il est beaucoup plus simple de penser avec Frerichs que « les substances qui, comme l'alcool, passent facilement dans le sang destiné au foie, agissent directement ; c'est là ce que Andral avait soupçonné, quand il écrivait : « Portées directement dans le foie par les veines mésaraïques, les molécules alcooliques ne peuvent-elles pas déterminer aussi directement sur cet organe une irritation permanente ? »

Et, en effet, tous les expérimentateurs ont reconnu que c'est cet agent irritant lui-même qui agit directement sur les divers éléments constitutifs de la glande hépatique. Cl. Bernard a montré que, si on administrait une petite quantité d'alcool à un animal, les cellules hépatiques étaient bientôt impressionnées par cette substance ; leurs fonctions s'exagéraient, ce qui se traduisait

11

par une production de glycogène beaucoup plus abondante qu'à l'état normal.

D'autre part, Leudet (1) a décrit une maladie qu'il a
appelée l'ictère aigu des ivrognes, et qui est caractérisée
par l'apparition d'une jaunisse intense à la suite d'excès
alcooliques. Il semblerait que, dans ce cas, l'alcool ingéré
en trop grande quantité exalterait la fonction biliaire de
la cellule hépatique et déterminerait ainsi l'apparition
de l'ictère chez ces individus. Cette observation, tout à
fait clinique, du regretté professeur de Rouen, a trouvé
sa confirmation dans une expérience physiologique rapportée dans l'excellente thèse de Jaillet (2). Cet auteur a
fait une injection intra-veineuse d'une grande quantité
d'eau-de-vie à un animal, et il a vu la sécrétion biliaire
s'exagérer, la bile passer en abondance dans les urines,
sans que l'autopsie soit venue révéler la moindre lésion
du foie.

Ces expériences prouvent donc que l'élément cellulaire est directement excité par l'alcool, et que ce phénomène sera d'autant plus manifeste que la dose absorbée
aura été plus considérable, ou que le liquide irritant
sera plus rapidement parvenu au contact de la cellule
hépatique. C'est là ce qui arrive quand l'alcool est ingéré
à jeun, c'est-à-dire pendant la vacuité de l'estomac ;
l'absorption est beaucoup plus rapide, et le foie ressent
plus vite les effets de l'alcool.

Mais, pendant la période digestive, les conditions
dans lesquelles se trouve le foie, par l'afflux sanguin

<hr>

(1) De l'ictère déterminée par l'abus des boissons alcooliques. *Société de
Biologie*, 1860, p. 41.

(2) Jaillet. De l'alcool. Th. Paris, 1884.

dont cet organe devient le siège, par l'absorption puissante qui accompagne l'acte de la digestion, sont éminemment favorables à la pénétration de l'alcool, et, lorsque la quantité suffisante pour produire l'hypérémie physiologique vient à être dépassée, on ne tarde pas à voir s'établir les processus inflammatoires ou dégénératifs.

Ainsi, la cellule hépatique peut être directement lésée par l'alcool ; mais comme cette substance agit aussi, soit sur le sang contenu dans les vaisseaux, soit encore sur les parois mêmes de ces canaux, elle détermine des troubles nutritifs, qui, eux aussi, compromettent la vitalité et le fonctionnement des éléments nobles du foie.

Mais ces altérations cellulaires sont moins fréquentes que l'hyperplasie conjonctive. Celle-ci marque généralement le début de l'hépatite. En effet, l'alcool agit tout d'abord sur la paroi vasculaire, car il a une tendance très marquée à s'emparer de l'eau des tissus au contact desquels il se trouve ; et s'il circule en trop grande abondance dans les vaisseaux mésentériques ou hépatiques, il ne tarde pas à produire une irritation qui se traduit par la formation de thromboses et le développement de tissu embryonnaire ; puis, la cause irritante continuant à se manifester, ces altérations augmentent d'étendue, envahissent d'abord les diverses tuniques des vaisseaux, puis le tissu conjonctif périvasculaire, et bientôt le processus atteint la gaine connective qui se ramifie dans l'intérieur du foie, et nous savons que parfois l'hyperplasie atteint un haut degré ; ce sont ces cas dans lesquels « il semble, dit le professeur Jaccoud, que la maladie ait pour but de faire disparaître le foie et de le remplacer par du tissu fibreux. »

La stéatose et la sclérose sont donc les deux altérations que l'alcool détermine dans le foie ; ce sont en effet celles qui, comme nous allons le voir, ont été notées par les divers expérimentateurs qui ont étudié l'action toxique de l'alcool, ou qui ont tenté de reproduire sur l'animal la cirrhose alcoolique.

Il est un premier point bien établi, c'est que lorsqu'on soumet les animaux à l'action des boissons spiritueuses, ils ne tardent pas à présenter une congestion de la glande hépatique ; c'est là un fait qui est signalé par tous ceux qui ont expérimenté l'alcool au point de vue de son action sur le foie.

Mais ce résultat n'était pas suffisant ; on a cherché à connaitre d'une façon plus complète la pathogénie des lésions. Le D' Zénon Pupier (1), de Vichy, a fait prendre à des poulets et à des lapins des doses variables de diverses boissons spiritueuses, absinthe alcoolée, vin rouge, vin blanc et alcool absolu. Ces expériences, dont il avait donné le résumé à l'Académie des Sciences, en 1872, viennent d'être publiées intégralement dans les *Archives de Physiologie,* et voici les conclusions de son mémoire :

« Absinthe alcoolée : hépatite interstitielle avec néoplasie du tissu conjonctif qui étouffe la cellule et constitue la cirrhose ;

« Vin rouge : hypertrophie des cellules hépatiques, distendues par des granulations et des gouttelettes graisseuses, sans épaississement du réseau vasculaire. Ce serait la dégénération, l'infiltration graisseuse de Frerichs ;

(1) Z. Pupier. Action des boissons dites spiritueuses sur le foie. *Archives de Physiologie,* mai 1883.

— 81 —

« Vin blanc : la lésion porte aussi sur la cellule, mais
au lieu de la distendre, elle la comprime, l'atrophie,
d'où la production d'une cirrhose secondaire par l'envahissement du rete non hypertrophié. Double serait la
lésion du parenchyme et du stroma ; hépatite parenchy-
mateuse et interstitielle ; la différence avec l'absinthe
consiste en ce que celle-ci produit sa lésion sur le
stroma ; dans le vin blanc, les altérations sont plus
partielles, on retrouve plus de cellules conservées par
îlots.

« Alcool absolu. Hépatite interstitielle par places ;
cellules plus ou moins atrophiées dans ces points, avec
épaississement du réseau vasculaire. Lésions cirrhotiques bien moins caractérisées que dans l'absinthe
alcoolée. »

Ainsi, d'après M. Pupier, l'action de l'absinthe et de
l'alcool se manifesterait de préférence sur le stroma,
tandis que le parenchyme serait plutôt lésé par le vin
rouge ou le vin blanc. Ce n'est cependant pas ce que
Magnan (1) a observé dans le foie des animaux sur
lesquels il expérimentait l'action de l'alcool au point de
vue du système nerveux. Il est arrivé à faire prendre
chaque jour, pendant cinq à six mois, à des chiens, de
30 à 40 grammes d'alcool du commerce, et voici ce qu'il
a constaté : « Au bout du deuxième mois, le foie était
envahi par la dégénérescence graisseuse ; il prenait une
teinte jaunâtre, parsemée de points plus sombres, et, à
l'examen histologique, la substance hépatique pré

<hr>

(1) Magnan. Recherches de physiologie pathologique avec l'alcool et l'essence
d'absinthe. *Archives de Physiologie,* 1873, p. 113.

sentait des zones foncées, au niveau desquelles les cellules étaient déformées, tuméfiées, et contenaient dans leur protoplasma des granulations et des goutte-lettes graisseuses. »

Quelques années plus tard, Dujardin-Beaumetz et Audigé (1) ont repris ces mêmes expériences, pour rechercher l'action de l'alcool, et c'est sur des porcs qu'ils ont expérimenté : pendant trois ans, ils ont fait ingérer à un certain nombre de ces animaux, chaque jour, environ 200 grammes d'alcool, ce qui correspond à 1 ou 2 grammes par kilogramme d'animal. Pendant la vie, les sujets en expérience présentaient des troubles digestifs caractérisés par des vomissements, de la diar-rhée, et à l'autopsie, la muqueuse intestinale fut trou-vée très congestionnée ; le foie était aussi très hypérémié, mais ils ne rencontrèrent jamais de cirrhose, et ils ex-pliquent cette particularité « par ce fait que la charpente fibreuse du foie du porc est beaucoup plus épaisse et plus résistante que chez l'homme, et, par suite, il lui est beaucoup plus difficile d'étouffer l'élément glandu-laire ».

Enfin, avant de signaler l'important travail de Strauss et Blocq (2), nous devons rappeler que, cette année même, Mairet et Combemale (3) ont communiqué à l'Académie des Sciences les résultats de leurs recherches expérimentales sur l'intoxication chronique par l'alcool. Les chiens en expérience prenaient chaque jour des doses d'alcool absolu, qui furent progressivement augmentées,

(1) Dujardin-Beaumetz et Audigé. *Académie de Médecine,* 1ᵉʳ avril 1884.
(2) Strauss et Blocq. *Arch. de Physiologie,* 1887.
(3) Mairet et Combemale. *Académie des Sciences,* 29 mars 1888.

mais qui, en moyenne, ne dépassèrent pas 5 à 6 grammes ;
et voici ce qui a été observé du côté du tube digestif :

« Intolérance plus ou moins marquée selon les animaux, puis accoutumance. Souvent de la diarrhée, de
l'ascite, un ictère généralisé et hypertrophie du foie.
Autopsie : dilatation de l'estomac, congestion et dégénérescence graisseuse du foie ; reins sclérosés. »

Il nous reste maintenant à exposer les expériences de
Strauss et Blocq sur la cirrhose alcoolique du foie, et
qui, sans contredit, sont la meilleure étude expérimentale qui ait été faite sur la question. Ces auteurs ont tenté
de reproduire sur des lapins les lésions de l'hépatite
alcoolique. Dans ce but, ils leur faisaient prendre
chaque jour, au moyen d'une sonde œsophagienne, une
dose de 10 à 20 grammes d'alcool absolu éthylique et
amylique, ce qui correspond à environ 7 grammes par
kilogramme d'animal. Nous passerons sous silence les
lésions de l'estomac, dont nous n'avons pas à nous occuper, et nous indiquerons seulement les altérations que
présentait le foie.

Au point de vue macroscopique, cet organe était
augmenté de consistance ; aucune granulation n'appa-
raissait à sa surface ; pas d'épaississement du péritoine
ni de la capsule de Glisson, pas d'ascite ; le parenchyme
était plus ferme au toucher ; à la coupe, on éprouvait un
peu de résistance, et sur la surface de section, on distinguait plus nettement la disposition des lobules, qui
étaient circonscrits par une zone grisâtre.

C'est à partir du troisième mois que l'examen histologique commençait à révéler des lésions, caractérisées
par une infiltration de cellules embryonnaires dans les

espaces portes. A un degré plus avancé de l'intoxication, les éléments embryonnaires étaient plus abondants; les lobules étaient entourés d'une zone de ces cellules, qui circonscrivaient quelquefois plusieurs lobules. Elles apparaissaient au pourtour des branches de moyen calibre de la veine porte et des canaux biliaires, sans qu'on pût dire que cette prolifération fût systématique; les veines centrales du lobule étaient constamment respectées; quant aux cellules hépatiques, elles étaient en général intactes, sauf cependant à la périphérie du lobule, où l'on voyait le processus embryonnaire envahir leur protoplasma, ou quelquefois entourer une cellule isolée comme d'un anneau; jamais ils n'ont vu une cellule hépatique se transformer en cellule embryonnaire, conformément à la loi de la spécificité cellulaire; ils n'ont pas non plus observé de canaux biliaires de nouvelle formation, même sur celui des animaux qui résista pendant un an à l'action de l'alcool.

Voilà, en résumé, ce que MM. Strauss et Blocq ont décrit dans leur mémoire, dont l'importance est capitale; car ils indiquent nettement la pathogénie des lésions hépatiques dues à l'alcool, et leurs expériences ont confirmé les données professées en 1877 par M. Charcot, « que la cirrhose naissante est annulaire, périlobulaire et monolobulaire ». Elles montrent que, contrairement à l'opinion de Brieger et Sabourin, le système veineux sus-hépatique n'est pas atteint, et que l'absence de canalicules biliaires s'explique parce que, pour leur production, il faut qu'il y ait en même temps rétention de la bile, comme l'ont prouvé les expériences de Charcot et Gombault.

Ces lésions, trouvées chez les animaux, ressemblent donc beaucoup à celles que nous avons décrites comme caractérisant la cirrhose atrophique; elles confirment l'opinion que nous avons émise, à savoir que, de toutes les hépatites chroniques alcooliques, la plus fréquente est celle qui s'accompagne de la diminution du volume de la glande. Il est vrai de dire que jamais cette atrophie n'a été observée dans les expériences que nous avons énumérées; mais cela tient à ce que les animaux ne peuvent supporter l'alcool aussi longtemps que l'homme, et que, par suite, la rétraction du tissu fibreux n'a pas le temps de se produire, et le foie conserve son volume.

Quant aux autres formes d'hépatite, jamais l'expérimentation n'a pu les réaliser; c'est que chez l'homme, à côté de l'alcool, il existe différents facteurs étiologiques, qui sont appelés à jouer un rôle dans la production des lésions, tandis que chez les animaux en expérience, les altérations observées ne dépendaient que d'une cause unique : l'alcool.

CHAPITRE IV

SYMPTOMES. MARCHE. TERMINAISON
FORMES CLINIQUES

Sommaire. — Troubles digestifs vagues. — Etat congestif du foie : variations de volume fréquentes de ce viscère à l'état physiologique, dans la goutte, chez les saturnins. — Tous ces phénomènes passent souvent inaperçus. — Importance de l'examen des urines et de l'état de la peau. — Ascite : sa pathogénie variable. — Réseau veineux supplémentaire. — Ictère, sa fréquence. — Examen physique du foie. — Description du procédé du pouce, de M. Glénard. — Etat de la rate. — Fréquence des hémorragies : leur pathogénie. — Composition du sang, action de l'alcool sur le sang. — Etat des urines : l'urée et le moyen de reconnaître l'état graisseux du foie. — Glycosurie digestive. — Troubles profonds de la nutrition. — Modes de terminaison. — Distinction de quatre formes cliniques. — Cirrhoses mixtes.

Nous venons de voir, dans le chapitre précédent, que les lésions exercées par l'alcool sur la glande hépatique se réduisent à deux processus pouvant se rencontrer, soit ensemble, soit isolément, la sclérose et la stéatose : c'est dire que le foie peut présenter des altérations portant soit sur le tissu conjonctif interstitiel, soit sur le parenchyme proprement dit ; il faut donc s'attendre, de ce fait, à voir ces lésions s'accompagner de symptômes variés, suivant l'élément constitutif de la glande qui aura été primitivement atteint.

Cependant, quel que soit le type morbide qui va correspondre à l'altération de l'un ou l'autre de ces éléments, il existe constamment, au début, une période pendant laquelle on peut observer des symptômes communs à toute hépatite chronique alcoolique. Hâtons-nous d'ajouter que souvent ils sont très peu marqués, et quelquefois ils passent inaperçus.

En effet, ce sont des troubles digestifs variés dont les malades auraient à se plaindre, troubles que l'on peut aussi bien faire dépendre des désordres produits par l'alcool dans les voies digestives, qu'attribuer aux altérations commençantes du foie. Ils accusent des digestions pénibles, ils éprouvent une sensation de gêne, de pesanteur épigastrique après les repas. Le travail de la digestion est d'une durée beaucoup plus longue qu'à l'état normal; fréquemment ils ont des éructations, ou des régurgitations qui leur laissent dans la bouche une sensation d'amertume fort désagréable ; le matin, au réveil, ils présentent le « *vomitus potatorum* » caractéristique. Ces troubles de la digestion s'accompagnent d'alternatives de diarrhée et de constipation, et surtout d'un sentiment de pesanteur au niveau de l'hypocondre droit ; à ce niveau, la moindre pression éveille de la douleur.

Tous ces symptômes sont souvent peu accusés et n'attirent pas l'attention du malade, d'autant mieux qu'ils présentent comme caractère important leur grande variabilité. Il se passe souvent un temps assez long, pendant lequel les malades jouissent d'une santé relativement bonne, puis tout à coup, à la suite de nouveaux excès de boissons, les troubles digestifs reparaissent, et la sensation pénible au niveau du foie s'accuse de plus en plus. Si, à ce moment, on peut examiner la glande hépatique, on la trouvera notablement hypertrophiée ; sa limite inférieure est beaucoup abaissée, et sa consistance est tellement accrue qu'elle peut faire croire à une hépatite interstitielle. Notre savant maitre, M. le professeur Lépine, a souvent attiré notre attention sur cette dureté spéciale du foie congestionné qui peut en imposer à un observateur non prévenu, et faire admettre à tort l'existence d'une cirrhose, alors que l'on se trouve en présence d'une simple congestion.

Chez les alcooliques, cet état congestif du foie est la règle. Monneret (1) et Beau l'ont signalé. Rendu, dans l'article Foie, du dictionnaire de Dechambre, dit aussi : « La plupart des buveurs de profession qui doivent finir par de la cirrhose, débutent par des poussées de congestion hépatique de plus en plus fréquentes. »

Cette congestion du début de la cirrhose a été pendant longtemps contestée, les faits observés étaient regardés comme des cas de cirrhose hypertrophique ; mais actuellement, en présence des nombreuses observations qu'on a rapportées, on ne saurait nier son existence. Ainsi Bamberger a pu suivre dans la clinique d'Oppolzer, chez des alcooliques avérés, quatre cas de cirrhose dans lesquels le foie a commencé par augmenter de volume, pour diminuer ensuite plus ou moins rapidement, en acquérant une plus grande consistance.

Cyr (2), dans son livre sur les maladies du foie, cite un fait analogue bien probant. Le D\ Seymour constatait chez un malade que, le 21 juin, la matité hépatique s'étendait du sixième espace intercostal jusqu'à l'ombilic ; le 18 juillet, elle avait déjà beaucoup diminué, et le 16 août, elle ne mesurait plus que deux travers de doigt ; la mort survint le lendemain, et à l'autopsie, on

(1) Monneret. *Archives de Médecine*, 1861, p. 545.
(2) Cyr. *Traité des maladies du foie*, p. 499.

trouva que le foie n'avait plus que la moitié de son volume et offrait le type du foie à gros grains. Nous pouvons rapprocher de ce fait un cas analogue que nous venons d'observer dans le service de clinique de M. le professeur Lépine. Il s'agissait d'un malade, ancien alcoolique, mort de péritonite aiguë, et qui présentait un foie diminué de volume et granuleux, et cependant, une quinzaine de jours avant sa mort, M. le professeur Lépine nous faisait noter dans l'observation que la matité hépatique était considérablement augmentée.

D'autre part, on a pu constater sur le vivant cette hypertrophie du foie, au début de la cirrhose. Mathieu (1) aurait examiné des alcooliques qui entraient à l'hôpital Saint-Louis pour des accidents tout à fait différents de ceux que détermine l'alcool : c'étaient des individus jeunes, qui présentaient tous les signes caractéristiques de l'alcoolisme, pituite, tremblement des mains, cauchemars, etc.; il a constaté que, chez tous, le foie descendait au-dessous du rebord costal, et que la pression à ce niveau éveillait une vive douleur ; la matité hépatique dépassait de deux centimètres celle qui existe chez les individus non adonnés aux boissons. Chez tous, il a également noté un plus grand développement de la rate, ce qui, nous le savons, est un symptôme constant de la cirrhose.

Ces variations de volume de la glande hépatique doivent être admises comme très fréquentes. Il suffit, en effet, de rappeler que, pendant le travail de la diges-

(1) Mathieu. *France médicale*, 1882.

tion, le foie augmente de volume, en raison de la plus grande quantité de sang qui afflue dans son parenchyme, et cette tuméfaction passagère disparait une fois que les phénomènes hépatiques nécessaires à la transformation des produits de la digestion sont terminés. Mais pour peu que, dans les matériaux absorbés et mélangés au sang de la veine porte, il se trouve quelque produit irritant, tel que l'alcool, cette hypérémie sera encore plus accentuée, et aura une tendance à s'établir d'une façon chronique, si la cause se répète trop souvent ; mais avant d'en arriver à cet état, le foie reviendra dans l'intervalle à ses dimensions normales.

Du reste, ce n'est pas seulement dans la congestion d'origine alcoolique que peuvent s'observer ces modifications passagères du volume du foie. Potain (1) n'a-t-il pas montré que, chez les saturnins, la glande hépatique augmentait de volume après une purgation ? Dans la goutte, dans la lithiase biliaire, au début d'une lésion hépatique quelconque, n'existe-t-il pas toujours une période d'hypérémie pendant laquelle le foie est beaucoup plus volumineux ?

On conçoit donc bien que, lorsque s'établissent dans le foie les lésions de l'hépatite chronique alcoolique, il se fasse des poussées congestives, et c'est ce qui explique ce sentiment de tension qu'éprouvent les alcooliques au niveau de l'hypocondre droit.

Mais c'est bien rarement que les malades s'aperçoivent de ces phénomènes, et ils continuent à vaquer à leurs occupations ; cependant il existe déjà deux symp-

____

(1) Potain. *Semaine médicale*, 1888, p. 230.

tômes importants qui doivent faire soupçonner l'affection, nous voulons parler de l'état de la peau et de la composition des urines.

Les urines, déjà à ce moment, présentent une coloration foncée rouge brique caractéristique ; elles laissent déposer un sédiment urinaire très abondant, et l'addition de quelques gouttes d'acide azotique y fait apparaître un disque brunâtre, qui, suivant Gubler, serait formé par un mélange d'indigotine et d'hémaphéine.

Quant à la peau, elle présente un très grand degré de sécheresse ; la transpiration est complètement abolie ; les malades ont une teinte spéciale qui diffère de celle de la cachexie cancéreuse.

Hippocrate (1) l'avait déjà signalée dans ce passage où il nous dit que chez les ivrognes « *color est multum pallidus aut ex albo pallescens...* » Sénèque et Pline le Naturaliste l'ont aussi indiquée. C'est en effet une coloration particulière ; la peau se flétrit, est comme parcheminée ; et souvent des plaques violacées à la face, avec une dilatation considérable des veinules du nez, viennent mettre sur la voie du diagnostic.

Tous ces signes sont le plus souvent peu accusés, et pendant toute cette première période, l'attention du médecin n'est pas attirée du côté du foie ; ce n'est que lorsque s'établissent les symptômes plus sérieux, l'ascite ou l'ictère, que l'on songe à examiner l'état de la glande hépatique.

L'épanchement dans la cavité péritonéale se fait quelquefois brusquement, à la suite d'une cause irritante,

______

(1) Hippocrate. *Morbor. vulgar.*, sect. I, lib. II.

ou bien ce n'est que peu à peu que le liquide se collecte ; c'est qu'en effet sa pathogénie est variable.

On admet le plus souvent qu'elle est due aux troubles circulatoires que détermine dans les vaisseaux intra-hépatiques la compression du tissu conjonctif de nouvelle formation. Il y a longtemps déjà que Lower (1) a démontré qu'il suffit de faire la ligature d'un tronc veineux pour produire une exsudation séreuse qui aboutit à la formation d'un épanchement. C'est ordinairement à Bouillaud qu'on attribue cette découverte, mais il faut bien savoir qu'il n'a fait que reprendre les expériences de Lower, et qu'il a omis de le citer.

Cette théorie ne suffit pas à expliquer tous les cas. « Si l'on est porté à penser, dit Potain (2), que l'ascite ne devrait se produire qu'à la période atrophiante de la cirrhose, l'expérience au contraire nous apprend qu'il y a des cas où l'épanchement intra-abdominal est précoce, alors que l'atrophie ne s'est pas encore produite. » Comment expliquer ces faits ? Dieulafoy (3) pense qu'il faut tenir compte de l'état anatomique des racines de la veine porte. Nous savons, en effet, que l'alcool est rapidement absorbé tout le long du tube intestinal, et qu'il passe dans les vaisseaux chargés de recueillir les produits de l'absorption. Pourquoi ne pas admettre que, déjà sur ces vaisseaux, il détermine des lésions de la paroi, de l'endophlébite ? et que, à ce niveau, il se fasse d'abord un ralentissement, puis bientôt un arrêt par

(1) Lower. *Tractatus de corde.* Amsterdam, 1671.
(2) Potain. *Semaine médicale,* 1888, p. 9.
(3) Dieulafoy. *Manuel de Pathologie interne.*

thrombose du liquide sanguin, et que, par suite, l'ascite se produise ?

Ces lésions de la paroi vasculaire, nous avons eu l'occasion de les constater sur des préparations microscopiques qui provenaient d'un malade mort d'hépatite alcoolique avec ascite. Notre collègue et ami Paliard nous remit des fragments de la veine splénique et de la veine porte avant son entrée dans le foie, et nous avons observé que leur tunique interne était épaissie et présentait un certain degré de sclérose. Si l'on suppose cette lésion généralisée à tout le système intrapéritonéal de la veine porte, on comprendra que le cours du sang aura pu être ainsi ralenti, et que l'épanchement se soit produit.

Il est enfin une autre théorie pour expliquer l'ascite : c'est celle qui en fait le résultat d'une fluxion péritonéale, soit par irritation, soit par refroidissement. Nous avons vu qu'il est, en effet, fréquent de trouver des lésions du péritoine chez les alcoolisés (Leudet, Lancereaux). Elles peuvent être le point de départ d'une hypersécrétion du liquide péritonéal, alors même qu'elles sont localisées à la partie de la séreuse qui entoure le foie. D'autre part, Potain (1) croit que le froid seul peut déterminer l'ascite, et, si on ne la rencontre pas plus souvent, « c'est que les uns et les autres pas tous le foie dans les mêmes conditions, et il suffit n'ont souvent d'une altération minime de cet organe, pour qu'un simple refroidissement, léger appoint, dé-

______

(1) Potain. De l'influence du froid dans la production de l'ascite au début de la cirrhose. *Semaine médicale*, 1868.

termine rapidement une ascite, qui ne se serait pas produite dans les conditions normales ».

En résumé, compression des vaisseaux portes intra-hépatiques, lésions des branches péritonéales de la veine porte, altérations ou fluxion rhumatismale du péritoine, tels sont les facteurs dont il faut tenir compte dans la pathogénie de l'ascite au cours de la cirrhose.

Nous ne nous attarderons pas à décrire les symptômes par lesquels elle se traduit : l'augmentation du volume de l'abdomen, la forme du ventre de batracien, la matité qui se déplace facilement. l'indolence, la sensation de flot, sont des signes trop connus pour que nous insistions. Mais nous devons signaler le moyen que M. Tripier (1) a indiqué pour reconnaître l'ascite chez la femme, lorsqu'elle est peu abondante : c'est la possibilité de percevoir la fluctuation au moyen du toucher vaginal. « J'ai pu ainsi, plusieurs fois, dit M. Tripier, diagnostiquer une ascite au début, produite par une cirrhose hépatique, affection que l'on ne soupçonne pas volontiers chez la femme, et qui peut passer longtemps inaperçue lorsqu'on ne reconnait pas l'épanchement péritonéal. J'ajouterai que la cirrhose hépatique se rencontre assez fréquemment chez les femmes qui viennent à l'hôpital, et qu'elle n'est pas rare parmi celles qui se trouvent dans de meilleures conditions sociales, quand bien même elles n'ont pris que peu de boissons alcooliques. »

Ce moyen est très précieux pour reconnaitre l'ascite, lorsqu'elle est peu considérable, et ce qui en augmente

____

(1) Tripier. *Lyon médical*, 1883, t. III, p. 108.

encore l'importance, c'est que souvent on peut être trompé sur la quantité de liquide épanché. Souvent, en effet, il existe, avec l'ascite, un météorisme considérable, qui résulte de l'accumulation de gaz dans l'intestin et l'estomac; or, ce météorisme est dû à la diminution de la sécrétion biliaire, car la vésicule est presque vide, et Cl. Bernard a montré que, chez les animaux dont on lie le canal cholédoque, les intestins sont distendus par des gaz fétides.

Lorsque l'épanchement est très abondant, on le reconnaît facilement, et il ne tarde pas à s'accompagner de gêne de la respiration, de difficulté de la marche, d'une sensation de poids considérable. Ces phénomènes peuvent cependant s'atténuer ou même disparaître, lorsque l'ascite vient à diminuer ou à se résorber, soit qu'il s'établisse une circulation complémentaire très développée, soit que des purgatifs drastiques ou des diurétiques fassent une dérivation considérable par le tube digestif ou les voies urinaires.

Souvent, en effet, dès que la circulation intra-abdominale vient à être gênée, il se fait un courant collatéral dans le système veineux, décrit, en 1859, par Sappey, comme chargé de suppléer à la circulation porte, lorsqu'un obstacle vient à l'interrompre, et ce réseau peut parfois atteindre un développement tel, que l'on constate à son niveau un frémissement perceptible à la main ou un souffle vasculaire. Il est formé, comme on le sait, par les différents groupes de veines portes accessoires, dont l'un se dessine très nettement sur le côté droit de la paroi abdominale, dans la région de l'hypocondre, et auquel on a donné le nom de groupe para-ombilical.

L'ascite, telle que nous venons de la décrire, se
rencontre généralement dans la forme d'hépatite qui
s'accompagne de la diminution du volume du foie.
Cependant, de même que l'on a publié des faits de
cirrhose atrophique sans ascite (Hanot) (1), de même
aussi, on peut rencontrer un épanchement alors que la
glande hépatique est volumineuse, soit que cette collection liquide accompagne une cirrhose hypertrophique,
soit qu'elle coïncide avec la phase congestive du début.
Si, en effet, on consulte le mémoire de Cyr (2) sur la
cirrhose hépatique, on verra que, sur deux cent cinq
observations qu'il a compulsées, dans quarante et un
cas, l'ascite se trouvait avec le manque d'ictère et un
foie atrophié. Dans trente et un faits, il y avait de l'ascite
sans ictère, avec un foie gros.

Le foie hypertrophié s'accompagne plus rarement
d'épanchement; mais, par contre, il présente un symptôme presque constant : l'ictère. Celui-ci ne s'établit pas
d'emblée; au début, pendant toute la phase latente, on
a fréquemment des attaques de jaunisse correspondant
aux poussées congestives du côté du foie; mais plus
tard, alors que la maladie en est arrivée à la période
confirmée, l'ictère est permanent. Au début, c'est un
ictère par polycholie : il y a exagération de la sécrétion
biliaire, sous l'influence de l'irritation due à l'alcool;
plus tard, c'est un ictère par rétention : les voies biliaires, comprimées par le tissu conjonctif, ne permettent plus l'écoulement de la bile, qui ne tarde pas à

(1) Hanot. Cirrhose sans ascite. *Archives de médecine,* 1886, p. 602.
(2) Cyr. Contribution à l'étude de la cirrhose hépatique. *Gazette hebdomadaire,* 1881.

passer dans le torrent circulatoire, et à donner à tous les téguments la teinte bilieuse caractéristique.

Qu'il nous suffise d'énumérer les signes bien connus de l'ictère : couleur de la peau variant du jaune vert au vert olive, coloration spéciale des conjonctives et du frein de la langue, décoloration des matières fécales, présence de pigments biliaires dans les différents liquides excrétés par l'organisme ; puis, lorsqu'il est établi depuis un certain temps, on observe des troubles variés du côté des voies digestives (sensation d'amertume dans la bouche, inappétence, nausées, vomissements), dans l'appareil circulatoire (lenteur du pouls, souffle cardiaque) et dans le système tégumentaire (prurit, démangeaisons, xanthélasma, etc.).

Quelle est la fréquence de l'ictère dans les hépatites chroniques alcooliques ? Suivant Cyr, sur vingt-deux cas d'ictère avec foie gros, on a noté dix fois l'abus des alcools dans l'étiologie, et dans sept cas d'ictère avec foie petit, deux fois seulement l'alcoolisme était incriminé. C'est que, en effet, la diminution de volume du foie s'accompagne rarement d'ictère ; celui-ci ne survient, en général, qu'à la période terminale, alors que le tissu conjonctif interstitiel a atteint son summum de développement, et qu'il étouffe l'élément glandulaire.

L'ictère et l'ascite sont donc deux symptômes importants de la période confirmée des hépatites chroniques alcooliques, et se rencontrent généralement : l'ascite, lorsque le foie est petit ; l'ictère, lorsque, au contraire, il est volumineux. Ces modifications de volume de la glande sont parfois fort difficiles à apprécier par les méthodes de percussion ou de palpation indiquées dans

les livres classiques; aussi, devons-nous nous empresser
de signaler un nouveau moyen pour reconnaître quel
est l'état du foie, nous voulons parler du « *procédé du
pouce* ».

Ce procédé de palpation du foie a été indiqué som-
mairement dans un travail de M. Glénard, intitulé :
« *A propos d'un cas de neurasthénie gastrique. Diagnostic de
l'entéroptose* (1) », au chapitre qu'il consacre à l'exposition
de sa « méthode d'exploration de l'abdomen ». Ce procédé rentre, avec celui qu'il désigne, sous les termes de
« palpation néphroleptique » pour la recherche du rein
mobile, dans ce temps de la palpation méthodique de
l'abdomen qu'il appelle « la fouille de l'hypocondre ».

Pour M. Glénard, tout examen de l'abdomen, dans
lequel on a omis de pratiquer la fouille de l'hypocondre
est incomplet, parce que, seule, cette pratique permet
de contrôler les enseignements et de combler les lacunes
de la méthode classique de palpation : les résultats
négatifs eux-mêmes sont précieux à constater.

Voici une description plus complète de ce « *procédé
du pouce* » dans la palpation du foie, que M. Glénard a
bien voulu, sur notre demande, nous communiquer
(*inédit*) :

« Suivant la méthode classique d'exploration, on procède ainsi qu'il suit :

« Le malade étant placé dans le décubitus horizontal,
les genoux à demi fléchis :

« 1° — On recherche, par la *palpation* de la paroi abdominale antérieure au-dessous du rebord costal droit, si

______

(1) F. Glénard. *Province médicale*, mars-avril 1887. — Mégret, Lyon, 72 p.

le foie ne dépasse pas ce rebord. Pour cela, on déprime successivement, avec la face palmaire des quatre derniers doigts juxtaposés de l'une ou de l'autre main, les divers points de la paroi abdominale ; ou bien, si la tension abdominale est trop prononcée (tympanisme, ascite, obésité) pour qu'on puisse, par simple pression, saisir la faible différence qui existe entre la rénitence du foie et celle de la masse intestinale, on exerce de brusques et légères succussions avec l'extrémité palmaire des doigts. Et alors :

« a. *Le foie dépasse le rebord costal.* L'on s'efforce alors, par la palpation, de préciser la ligne correspondant au bord inférieur du foie, pour noter l'intervalle qui la sépare du rebord costal ; on apprécie les données tirées de la forme de cette ligne ; on relève les caractères de sensibilité, de densité, d'épaisseur, d'homogénéité du lobe hépatique que l'on a sous les doigts. La constatation d'un bord permet de distinguer le foie des divers éléments qui, dans cette région, peuvent donner la sensation objective d'une tumeur (vésicule biliaire, rein, kyste hydatique, tumeur intestinale, etc.).

« b. *Le foie ne dépasse pas le rebord costal.* Il est inaccessible à la palpation qui, déprimant en vain l'abdomen au-dessous des côtes, ne rencontre aucune résistance ; la percussion de la paroi thoracique correspondant au foie est la seule ressource qui reste pour explorer cet organe.

« 2° — On procède à la *percussion,* soit de l'hypocondre pour contrôler les données de la palpation, soit de la paroi costale correspondant au foie, pour les compléter ou suppléer à leur absence.

« Les enseignements de la percussion de l'hypocondre
au-dessous des côtes sont presque toujours inutiles
après ceux de la palpation, et très souvent trompeurs ;
quant à la percussion de la paroi thoracique correspondant au foie, ses résultats ont une très grande valeur,
lorsque déjà la palpation a pu atteindre le foie, une valeur
très insuffisante (sauf le cas d'atrophie cirrhotique), si
l'on n'a pas pu palper cet organe, c'est-à-dire s'il ne
dépassait pas les côtes.

« Si le foie était accessible à la palpation, la percussion
du thorax intervient pour distinguer s'il s'agit d'une
hypertrophie ou d'un abaissement, si l'abaissement est
dû à une pleurésie ou à un kyste de la convexité.

« Si le foie n'était pas accessible à la palpation, la
percussion ne fait rien connaître des caractères essen-
tiels à déterminer pour distinguer ses maladies, ceux tirés
de sa sensibilité et de son élasticité ; l'atrophie du foie
est la seule maladie que l'on puisse reconnaître dans les
cas où le foie est inaccessible au-dessous du rebord costal,
car, dans les autres maladies, il dépasse le rebord costal.

« Les erreurs suivantes sont inévitables avec la méthode classique d'exploration :

« 1° Le foie dépasse de deux, trois, quatre travers de
doigt le rebord costal ; la ligne supérieure de sa matité
est à sa place normale sur la paroi thoracique, on conclue donc à une *hypertrophie du foie* ; or, il ne s'agissait
que de l'*élongation du lobe antérieur du foie*, qui est d'ailleurs absolument sain.

« 2° On sent au-dessous du foie une tumeur qui a le
volume, la forme, le siège, la densité, la mobilité d'un
rein et qui est séparée du foie par un étranglement ; on

conclue donc à un *rein flottant*; or, il ne s'agissait encore ici que de l'*élongation avec pédiculisation en gourde du lobe antérieur du foie*.

« 3° On trouve, dans l'hypocondre droit, une tumeur volumineuse avec grand axe vertical immédiatement sous-jacente au foie; le diagnostic est difficile ; on conclue, suivant les autres caractères relevés par l'exploration classique, soit à une *tumeur du rein*, soit à une *tumeur du foie*. Or, il ne s'agissait, dans ce cas, que d'un *prolapsus double du foie et du rein* (hépatoptose, néphroptose), d'ailleurs normaux.

« 4° On ne trouve rien d'anormal à la palpation, ni à la percussion; on conclue: *foie normal*. Pourtant l'on peut prouver, par une méthode spéciale de palpation : ici qu'il s'agit d'un *foie mobile*; là, qu'on se trouve en présence d'une *cirrhose totale ou parcellaire du foie* (1) ; là, enfin, qu'il y a *congestion du foie* étendue ou localisée.

« En signalant ces quatre causes d'erreurs, je n'ai en vue que celles qui, par la fréquence des cas où elles sont possibles, sont le plus souvent commises.

« Dans les cas complexes de tuméfaction de l'hypocondre, le seul caractère qui tranche le diagnostic en faveur du foie, c'est la constatation nette de son bord antérieur. Dans les cas complexes, où l'on ne peut décider si le foie est sain ou malade, les seuls signes qui puissent permettre d'établir le diagnostic sont ceux tirés de la sensibilité et de l'élasticité du tissu hépatique.

« Le seul cas dans lequel le bord du foie soit accessible à la palpation classique est celui dans lequel il

(1) F. Glénard. *De la cirrhose parcellaire du foie* (pour paraître prochainement).

14

dépasse le rebord costal, se trouve directement sous la paroi abdominale, et présente une rénitence suffisamment distincte de celle de la masse intestinale placée au-dessous.

« En revanche, le bord du foie peut être inaccessible à la palpation classique, dans les trois conditions suivantes :

« 1° Parce qu'il ne dépasse pas le rebord costal ;

« 2° Parce que, bien que dépassant le rebord costal, le lobe antérieur du foie, limité par son bord, est recourbé en arrière, comme replié sous la face inférieure du foie, soit qu'il s'agisse d'une déformation de tout l'organe, ou de son déplacement de haut en bas et d'avant en arrière autour de son axe transversal, soit qu'il s'agisse d'une élongation du lobe antérieur, qui, par le fait de sa souplesse, de son peu d'épaisseur, retombe dans la fosse lombaire sous l'action de la pesanteur (dans le décubitus dorsal) ;

« 3° Parce que la palpation classique, en déprimant la paroi abdominale, repousse encore le foie, que ne retiennent pas, du côté opposé, les plans mobiles du diaphragme ou de la fosse lombaire ; il peut fuir sous la palpation, et rendre ainsi l'accès de son bord impossible.

« Les conditions d'une recherche fructueuse du foie sont donc les suivantes, si elles sont réalisables :

« Lui faire dépasser le plus possible le rebord costal (α);

« Le faire saillir sous la paroi abdominale antérieure, ou tout au moins le rapprocher de cette paroi (β) ;

« Donner de la rigidité aux plans contre lesquels le foie pourrait être repoussé pendant la palpation, c'est-à-dire à la fosse lombaire (γ) et au diaphragme (δ);

« Palper sans déprimer (ε).

« Or, le « procédé du pouce » réalise toutes ces conditions.

« *Le « procédé du pouce » a pour objet essentiel de rechercher le bord antérieur du foie avec la pulpe du pouce gauche, et de faire sauter ce bord, en passant le pouce sur lui d'arrière en avant et de bas en haut pendant que, d'un côté, la main gauche soulève la région lombaire droite et la main droite comprime le flanc droit, et que, de l'autre, le malade fait un profond mouvement d'inspiration.*

« Si par ce procédé on a réussi à faire sauter le bord du foie jusque-là inaccessible à tout autre mode de palpation, on possède les trois notions capitales du diagnostic : la perception d'un bord, qui est le signe caractéristique du foie; la notion du degré de sensibilité; celle du degré d'élasticité du tissu hépatique.

« La palpation du foie par le procédé du pouce comprend *trois temps*. Le malade étant placé dans le décubitus horizontal, la tête seule soulevée par un coussin, les jambes *étendues* (et non fléchies), les bras couchés le long du corps, tous les muscles en résolution, le tronc mis à nu du pubis aux seins, le médecin, qui est placé soit à droite, soit à gauche du malade, et qui, par l'exploration classique, n'a rien trouvé d'anormal ou bien ne peut nettement décider la nature d'une tuméfaction, d'un empâtement de l'hypocondre droit, recourra au « procédé du pouce » de la façon suivante :

« *Premier temps : rapprocher le bord du foie de la paroi antérieure de l'abdomen.* — Pour cela, il faut soulever le foie d'arrière en avant, et redresser la face inférieure, qui, dans les cas de prolapsus de son lobe antérieur déformé, est pour ainsi dire repliée sous elle-même.

« Pour soulever le foie, il faut relever la région lombaire ; pour redresser, étaler sa face inférieure, il faut comprimer sous le foie la masse intestinale sous-jacente, en déprimant de bas en haut le flanc droit.

« On réalisera cette double manœuvre de la façon suivante :

« 1° Appliquer solidement, sous la région lombaire droite, les quatre derniers doigts juxtaposés de la main *gauche*, de telle sorte que le médius réponde, dans toute sa longueur, au rebord costal postérieur, soulever fortement la région (β), et laisser les quatre doigts immobiles dans cette situation (γ), tout en conservant au pouce *gauche* la liberté absolue de ses mouvements au-devant de l'hypochondre droit ;

« 2° Appliquer transversalement la main *droite* dans toute son étendue, doigts juxtaposés, à extrémités dirigées en dehors, sur le flanc droit, à partir du pli inguinal ; déprimer ainsi et relever le flanc de bas en haut (β).

« *Deuxième temps : placer la pulpe du pouce gauche sous le foie.* — Pour y arriver, le pouce gauche, qui est complètement libre bien que les quatre derniers doigts de la main gauche soient immobilisés et occupés à soulever la région lombaire, palpera les divers points de l'hypocondre, et l'explorera par pressions successives, en remontant de bas en haut, du flanc droit au rebord costal droit, et de dedans en dehors ; il cherche, par le degré de résistance opposée à sa pression, où finit l'intestin et où commence le foie ; une fois arrivé à une région rénitente, et il peut être conduit sans la rencontrer jusque sous le rebord costal, il s'arrête et déprime profondément la peau ; c'est alors que, cessant de presser d'avant en arrière, il tourne sa pulpe en haut, du côté de la face inférieure du foie, et explore, de bas en haut, la région profonde dans laquelle il se trouve : ou bien il rencontre une résistance, est-ce le foie ? ou bien, alors même qu'il s'enfonce sous le rebord costal, il ne rencontre encore rien. Dans les deux cas, il reste en place, à l'affût, la pulpe tournée du côté de la face inférieure du foie.

« *Troisième temps : faire « sauter » le bord du foie, d'arrière en avant, pendant un mouvement de profonde inspiration.* — Le pouce étant à l'affût, on invite le malade à faire une profonde inspiration : le résultat de la contraction du diaphragme sera d'abord d'opposer un plan résistant à la pression (δ) que le pouce exerce maintenant sur le foie, de bas en haut ; ensuite d'abaisser le foie, soit pour augmenter son contact avec le pouce, si déjà ce contact existe, soit pour le rendre accessible au pouce, si le pouce, même en plongeant sous le rebord costal, n'a encore rien trouvé (α).

« Pendant ce mouvement d'inspiration, le pouce se sent comprimé, de haut en bas, par une masse rénitente, qui descend au-devant de lui : c'est la face inférieure du foie ; pour le vérifier, le pouce décrit alors un double mouvement, de bas en haut et d'arrière en avant (ε), analogue au mouvement que lui imprimerait un lecteur pour tourner les feuillets d'un livre, ou un sculpteur pour modeler de l'argile, le pouce saute ainsi de la face inférieure à la face antérieure du foie, par-dessus le bord de cet organe, que fait descendre le mouvement d'inspiration.

« Lorsque cette manœuvre réussit, on est éclairé sur les points suivants : 1º la nature de la masse rénitente, qui est bien le foie ; 2º l'épaisseur du lobe antérieur du foie et la valeur de l'angle sous lequel se rencontrent ses faces inférieure et antérieure ; 3º la sensibilité du foie ; 4º l'élasticité du tissu hépatique.

« Le diagnostic se trouve fait dans tous ses détails.

« En même temps, un double caractère objectif nouveau se trouve manifesté : celui de la mobilité du foie, appréciée par l'étendue de l'excursion que lui impriment les mouvements respiratoires ; celui de la situation de l'axe transversal autour duquel il tourne. On peut constater, en effet, dans certains cas, que le foie, tout en s'abaissant, tourne sur un axe transversal fictif, son bord intérieur pouvant, pendant la descente, se porter en avant, ou au contraire se diriger en arrière.

« Le ressaut du bord du foie n'est pas toujours réalisable, loin de là ! en particulier, lorsque le pouce a dû, pour chercher le foie dans le deuxième temps de la palpation, remonter au-dessous et en arrière du rebord costal ; mais, dans ce cas, il pourra toujours apprécier au moins la sensibilité et la densité du foie, quelque minime que soit l'abaissement de cet organe pendant le mouvement d'inspiration.

« Tel est le « procédé du pouce » dans la palpation du foie ; il est d'une extrême simplicité d'exécution et d'une indolence absolue, sauf, bien entendu, le cas où le foie est anormalement sensible : or, c'est précisément un des caractères qu'il s'agit de reconnaître.

« Ce procédé, on en jugera par la pratique, est le complément indispensable de toute palpation du foie,

en contrôlant les données de la palpation classique,
dont il comble les lacunes, et en apportant, dans les
cas où il se trouve soit inexécutable, soit infructueux,
un élément de plus ample appréciation.

« Le « procédé du pouce » peut être également mis en
pratique dans la fouille de l'hypocondre gauche, pour
l'examen de la rate, du rein ou du lobe gauche du foie :
c'est alors le pouce *droit* auquel il faut recourir.

« Appliquons ce procédé aux différents cas que j'ai
choisis comme exemples des erreurs inévitables de
diagnostic commises par la palpation classique.

« 1° *L'élongation du lobe antérieur du foie* sera distingué de *l'hypertrophie* parce que, grâce au procédé
du pouce, on trouvera que le lobe du foie est mince,
souple, mobile, et que son bord est tranchant ou forme
arête ; dans l'hypertrophie, le lobe est épais, résistant,
à peine mobile ; ce bord est plus ou moins arrondi
(je ne parle pas des cas de cirrhose hypertrophique
évidents par la simple palpation classique).

« 2° *L'élongation avec pédiculisation en gourde du lobe
antérieur du foie* sera distinguée du *rein flottant*, parce
qu'on peut passer le pouce au-dessous ; parce qu'on
trouve, soit en bas, soit en dedans, un bord tranchant
ou une arête ; parce que le tissu est plus souple que
celui du rein ; parce qu'il n'a pas le même champ d'excursion que le rein ; enfin parce que, souvent, on peut
constater la présence du rein au-dessous ou en dedans
(palpation néphroleptique), tandis que, s'il s'agissait du
rein, on devrait encore trouver au-dessus ou au-devant
de lui le bord tranchant du foie. Le pouce ne peut
jamais se placer en arrière du rein.

« 3° *Le prolapsus double du foie et du rein* sera distingué d'une *tumeur* soit du foie, soit du rein, parce que le pouce, après avoir reconnu la présence du rein à la partie inférieure de la tumeur, après avoir remonté le long de sa face antérieure, et s'être placé au-dessus de lui (temps d'affût et de capture de la palpation néphroleptique), se trouvera encore au-dessous du foie, dont il pourra faire sauter le bord antérieur ; on se sera ainsi assuré, par leurs autres caractères objectifs, que le rein et le foie étaient sains.

« 4° *Le foie mobile* sera reconnu par sa mobilité, c'est-à-dire par l'amplitude de l'excursion de son lobe antérieur pendant les mouvements respiratoires. Ce caractère est négligé dans l'exploration classique du foie et dans la séméiologie de cet organe.

« 5° *La cirrhose totale ou parcellaire* du foie, sans déplacement ni changement de volume de l'organe, absolument méconnue par la palpation classique parce qu'elle refoule le foie dans l'hypocondre, sera reconnue parce que le pouce, plongé sous le rebord costal, où pourtant il ne trouve rien encore, fera « sauter », *pendant un mouvement d'inspiration*, un bord tranchant très dur, indolent, écarté de la face postérieure du rebord costal, semblant même s'en écarter davantage et se retirer en arrière pendant l'inspiration ; ce bord « sautera » dans toute son étendue, ou bien seulement à son extrémité droite, où il forme comme un petit lobe cirrhosé (cirrhose parcellaire).

« 6° *La congestion du foie,* également méconnue, et pour les mêmes raisons, se manifestera par ce fait, que la pulpe du pouce, à l'affût sous le rebord costal, se sentira, à la fin d'une inspiration, comprimée de haut en bas, immédiatement derrière la côte, par une masse indécise, résistante et qui, se comprimant elle-même sur le pouce qui reste fixé à l'attendre, éveillera chez le malade une sensation de douleur; suivant que le pouce provoquera cette douleur sur tout le bord du foie ou sur un point isolé, on en conclura que la congestion est totale ou limitée à l'une ou l'autre partie du lobe antérieur du foie, à la région de la vésicule, p. e.

« Je ne doute pas que les médecins qui voudront recourir au procédé du pouce dans toute exploration abdominale, comme complément des informations de la méthode classique, ne le regardent bientôt comme très simple à exécuter, très précieux à consulter, lorsque la palpation classique n'a rien trouvé d'anormal, ou lorsqu'elle laisse le diagnostic incertain sur la nature d'un empâtement ou d'une tumeur de l'hypocondre. Je ne doute pas qu'ils ne confirment les trois propositions suivantes, dont je dois la connaissance à son application méthodique :

« 1° Les lacunes ou les erreurs du diagnostic, après l'exploration classique du foie ou du rein, sont très fréquemment commises, inévitables ; le « procédé du pouce » pour l'examen du foie, de même que la « palpation néphroleptique » pour celui du rein, les réduisent à leur minimum.

« 2° Le prolapsus, la déformation du lobe antérieur du foie, la mobilité de cet organe (hépatoptose) sont des faits extrêmement fréquents (1).

---

(1) Ce sont des variétés de l' « entéroptose primitive ou secondaire ».

15

« 3° La congestion (? sensibilité anormale hypéres-
thésie) du foie, la cirrhose du foie peuvent être décelées
très fréquemment, soit dans la gastrite alcoolique, soit
dans le diabète (1).

« 4° Il existe cliniquement une forme fréquente de
cirrhose du foie limitée objectivement à l'extrémité
externe du bord antérieur du foie, et que je propose
d'appeler *cirrhose parcellaire du foie.* »

Nous ne saurions trop remercier M. le Dr Glénard
d'avoir bien voulu nous communiquer, et nous permettre d'insérer dans notre thèse, la description de « son
procédé du pouce ». Nous l'avons fréquemment employé
pour examiner l'état du foie chez divers malades, et
nous nous sommes convaincu de l'immense supériorité
qu'il possède sur les procédés classiques ; il sera parti-
culièrement précieux dans les hépatites d'origine alcoolique, pour se rendre compte exactement des dimensions,
du degré de consistance, de l'état plus ou moins lisse
de la surface du foie, et de l'induration plus ou moins
nette de son bord tranchant ; ces données seront très
utiles.

Nous devons ajouter que, fréquemment, l'abondance
de l'épanchement ne permet pas de pratiquer l'examen
méthodique de la glande hépatique, et qu'il faut attendre que le liquide ait été évacué par une ponction pour
rechercher quel est l'état du foie.

Ces différents symptômes, que nous venons d'étudier :
ascite, ictère, modifications de volume, ne se rencontrent pas dans toutes les formes d'hépatite alcoolique ;

____

(1) F. Glénard. *Du diabète alcoolique* (pour paraître prochainement).

nous verrons, au contraire, que leur présence ou leur absence suffit à caractériser l'un ou l'autre des types cliniques qui sont admis ; mais il est encore deux signes qui, lorsqu'ils existent, sont de précieux éléments de diagnostic, nous voulons parler de l'état de la rate et des hémorragies.

La rate atteint souvent un très grand développement ; d'après Potain, cette hypertrophie existerait dans un sixième des cas ; mais Frerichs n'admet pas une proportion aussi élevée ; quoi qu'il en soit, on reconnaîtra facilement, grâce au procédé du pouce, qu'elle est beaucoup plus volumineuse et que sa consistance est considérablement accrue. Cette splénomégalie peut s'expliquer, soit comme la conséquence des congestions répétées dont la rate est le siège par suite des troubles circulatoires du système porte, soit par l'irritation que l'alcool mêlé au sang de ses vaisseaux a déterminée dans son parenchyme, et qui a été le point de départ de l'hyperplasie qu'elle présente.

Quant aux hémorragies, elles sont très fréquentes dans le cours de la cirrhose, souvent même elles apparaissent avant tout autre symptôme. Déjà les anciens avaient observé que souvent les hémorragies sont liées à des maladies du foie, et, à notre époque, M. le professeur Verneuil a souvent insisté sur la fréquence de cette complication chez les blessés dont la glande hépatique est altérée.

Elles peuvent avoir lieu par différentes voies ; ce seraient surtout des épistaxis, et d'après Cozzolino, la narine droite est souvent le siège de l'hémorragie. Il insiste sur cette particularité et la compare à la coloration de la pommette signalée par Gubler dans la pneumonie, et que l'on observerait du même côté que le poumon malade.

Dans d'autres cas, le sang provient des vaisseaux péritonéaux, et alors le liquide ascitique a une teinte sanguinolente. Quelquefois aussi les malades présentent des hématémèses succédant à la rupture des dilatations vasculaires qui ont été décrites dans les thèses de Audibert et Dusaussay (1) et, plus récemment, par Hans Bendz (2), et que l'on trouve au niveau des vaisseaux œsophagiens.

On doit aussi tenir compte, dans la pathogénie de ces hémorragies, de l'état de la paroi vasculaire ; nous avons vu, en effet, qu'elle présente souvent des altérations et que, par suite, sa résistance est beaucoup diminuée, et ce n'est pas seulement à l'alcool qu'il faut attribuer la cause de cette fragilité vasculaire, mais aussi à la composition du sang.

Le sang présente, en effet, un caractère important qui a été bien indiqué par Quinquaud : c'est que le chiffre de l'hémoglobine est beaucoup moins fort qu'à l'état normal, et qu'en même temps il existe une hypoglobulie très marquée. Ces modifications dans la composition du sang peuvent être rapportées soit aux troubles de l'hématopoièse dont le foie est le siège, soit aussi à l'action néfaste de l'alcool sur ce liquide.

(1) Dusaussay. *Des varices œsophagiennes dans la cirrhose.* Th. Paris, 1877.
(2) Hans Bendz. *Nadiskt med. Art.* Band XVI, H. 9.

vase un abondant dépôt de sédiment urinaire. Il nous semble inutile de faire remarquer que, dans les cas d'hépatite avec ictère, elles présentent toutes les réactions des urines bilieuses.

Au point de vue de leur composition, on peut dire qu'elles ne contiennent jamais d'albumine, à moins que cependant il ne coexiste des lésions rénales consécutives, soit à l'action de l'alcool, soit aux troubles que peut déterminer dans la circulation du rein un épanchement abdominal abondant. Mais il est un signe important que révèle leur examen, c'est une notable diminution de l'urée. Brouardel (1), qui a spécialement étudié l'état des urines dans les affections du foie, a écrit: « Dans la cirrhose atrophique ou hypertrophique, la quantité d'urée éliminée est représentée par un chiffre extrêmement faible, même lorsque le malade continue à se nourrir, » et il pense que cet abaissement du taux de l'urée est dû à ce que les lésions hépatiques troublent le rôle que ce viscère joue dans la formation de ce produit.

L'examen des urines peut encore révéler la présence de la graisse dans les cellules du foie, grâce aux réactions de l'acide phospho-glycérique. Ce moyen a été indiqué par notre maître M. Lépine et M. Eymonnet (2). « La quantité d'acide phospho-glycérique contenue à l'état normal dans l'urine ne dépasse pas un centigramme; rapportée à l'urée de l'urine, elle n'en représente guère que la deux centième partie. Or, toutes les fois que le foie présente un état graisseux, cette propor-

(1) Brouardel. L'urée et le foie. *Arch. physiologie*, 1876.

(2) Lépine et Eymonnet. Sur un nouveau signe de l'état graisseux du foie. *Lyon médical*, 3 septembre 1882.

tion, par rapport à l'urée, peut quintupler et même décupler..... »

Enfin, on peut être renseigné sur l'état du foie par l'examen des urines, lorsque l'on pratique la glycosurie digestive.

On sait que Cl. Bernard a démontré que si on injecte du sucre dans la veine porte, on n'en retrouve aucune trace dans les urines, tandis que celles-ci en renferment immédiatement, lorsque le sucre a été introduit par les jugulaires. Dans le premier cas, cette substance est arrêtée par le foie, dans lequel nous savons que, à l'état normal, il se trouve fixé. Or, Couturier (1) a pensé que, chez les malades atteints de lésions hépatiques, on peut renouveler facilement l'expérience de Cl. Bernard; le sucre qu'on leur fait prendre doit passer rapidement dans les urines, puisque chez eux les fonctions du foie sont profondément troublées. C'est là cette expérience qui a été décrite sous le nom de glycosurie alimentaire, et qui peut donner de précieux renseignements sur l'état de la glande hépatique.

Cette perversion des fonctions du foie ne tarde pas à entraîner une perturbation dans les phénomènes d'assimilation et de désassimilation; aussi, les malades tombent dans un profond degré d'émaciation, et celui-ci est d'autant plus frappant qu'il contraste avec l'énorme développement de l'abdomen, dû à l'épanchement; puis la cachexie s'établit peu à peu, leur teinte terreuse est caractéristique, leurs lèvres sont complètement décolorées, une soif ardente les dévore, leur faiblesse est

(1) Couturier. Th. Paris, 1873. Lépine. *Gazette médicale de Paris*, 1876.

très grande, le moindre effort, le moindre travail détermine chez eux une profonde lassitude. Et cependant, signe important, les phénomènes généraux manquent pendant la plus grande partie de l'affection; ce n'est qu'au début, au moment des poussées congestives du côté du foie, que le thermomètre accuse une faible élévation de la température soit générale, soit locale au niveau de l'hypocondre droit. De même, à la dernière période, les malades peuvent présenter de la fièvre ou de l'hypothermie, lorsque se déclarent les complications, telles que les inflammations bâtardes, pneumonie, pleurésie, érysipèle, ictère grave, etc., ou que les progrès de la cachexie viennent précipiter le dénouement fatal

Ce sont là, en effet, les modes de terminaison les plus fréquents des hépatites chroniques alcooliques. Voici quelle est généralement leur marche : on peut leur distinguer trois périodes : la première, très longue, qui est généralement, sinon toujours, méconnue, caractérisée par des troubles digestifs variés, une teinte subictérique, une augmentation de volume du foie, avec sensation douloureuse, quelquefois de l'ascite passagère; dans la seconde période, tous ces symptômes s'accentuent, les signes physiques fournis par l'examen du foie se sont modifiés : l'ascite est souvent très prononcée, fréquemment aussi l'ictère s'établit d'une façon permanente. Cependant, c'est au début de cette seconde phase que l'on observe ces rémissions, qui ont fait croire à la guérison; enfin, à la dernière période, surviennent les différentes complications que nous signalons plus haut, et qui évoluent rapidement vers la mort.

La terminaison par ictère grave serait très fréquente :

on comprend bien, en effet, qu'à un degré avancé de la maladie, alors que le tissu hépatique est transformé « en bloc fibreux », ou que tous les éléments nobles du foie ont subi la dégénerescence granulo-graisseuse, les fonctions du foie étant, de ce fait, complètement supprimées, on voit se dérouler des phénomènes liés à l'insuffisance hépatique, phénomènes analogues aux troubles urémiques par insuffisance rénale que l'on observe dans le mal de Bright.

Signalons encore la terminaison par hémorragie (hématémèse, hémorragie péritonéale), ou par les progrès de la cachexie, et nous aurons indiqué les différentes façons dont peuvent mourir les alcooliques atteints de lésions du foie.

Maintenant que nous connaissons les symptômes, la marche et la terminaison des hépatites alcooliques chroniques, il est nécessaire d'énumérer les formes cliniques que l'on est appelé à observer.

Au début, c'est la congestion du foie, qui se traduit par des troubles digestifs, une légère teinte subictérique, une douleur plus ou moins vive à l'hypocondre, l'hépatomégalie, rarement l'ascite. Souvent coexiste un mouvement fébrile : il y a à la fois élévation de la température locale et de la température générale. Cette forme passe souvent inaperçue et est toujours de peu de durée.

A un degré plus avancé, on peut distinguer plusieurs types cliniques :

1° Ce que nous appellerons l'engorgement chronique, la congestion permanente du foie, qui correspond à l'hépatite interstitielle de Semmola, et qui s'accompagne d'augmentation du volume du foie et quelquefois d'ascite ;

2° La cirrhose atrophique classique avec l'ascite, le réseau veineux supplémentaire, la petitesse du foie, la tuméfaction de la rate, les hémorragies et l'absence d'ictère ;

3° La cirrhose alcoolique graisseuse, caractérisée par des troubles digestifs, la précocité de l'ictère avec foie hypertrophié et terminaison par ictère grave ;

4° Enfin, et beaucoup plus rarement, la cirrhose hypertrophique biliaire de Hanot, avec ses symptômes capitaux : l'ictère chronique, l'augmentation de volume du foie et l'absence d'ascite.

Mais, en outre, il existe des faits, et on en a publié un grand nombre qui ne cadrent pas avec ces types cliniques. Souvent l'alcoolisme y est indiqué comme cause ; ce sont ces cas que Dieulafoy et Guiter (1) ont décrits sous le nom de cirrhoses mixtes ; nous ne faisons que les signaler. Mais on comprend qu'ils soient encore fréquents ; car, comme dit Leudet (2) : « chez les alcoolisés comme chez tous les malades, les lésions sont rarement simples ; les cas types ne servent qu'à la description dogmatique : en médecine pratique, les faits sont individuels, c'est-à-dire offrant des particularités plus ou moins marquées suivant les individus ».

(1) Guiter. *Des cirrhoses mixtes.* Thèse, Paris, 1881.
(2) Leudet. *Clinique médicale de l'Hôtel-Dieu de Rouen*, p. 38.

CHAPITRE V

DE LA CURABILITÉ DE LA CIRRHOSE

Dans la séance du 9 juillet 1886, à la Société médicale des Hôpitaux de Paris, M. Troisier rapportait une observation de « disparition de l'ascite à la suite d'une diurèse abondante dans un cas de cirrhose probable du foie. » Ce fait fit naître une discussion qui se renouvela à diverses reprises, à mesure que différents observateurs signalèrent des faits analogues; mais en même temps, on vit les termes du débat se modifier et les orateurs parler de curabilité de la cirrhose. C'est ce point que nous allons maintenant examiner.

Tout d'abord, il faut bien savoir que tous les faits que l'on a rapportés présentent, comme caractère principal, la disparition de l'épanchement. Or, ce n'est point là une nouveauté; Hippocrate savait déjà que, si l'hydropisie est fréquente chez les ivrognes, elle peut aussi disparaitre lorsqu'ils renoncent à leurs habitudes alcooliques. Galien n'ignorait pas non plus que, à une certaine période, les affections du foie pouvaient encore guérir. Témoin ce passage cité par Oribase (1) : « Lorsqu'il survient une douleur au foie, non accompagnée de fièvre, il faut reconnaitre que ce viscère est frappé d'une obstruction grave causée par des humeurs épaisses et visqueuses. On peut guérir un squirrhe commençant;

(1) Oribase. *Œuvres complètes*, traduction de Bussemaker et Daremberg, 1876.

mais quand cette affection est devenue chronique, il n'y a plus moyen, car les malades deviennent hydropiques, et ils meurent après un espace de temps assez long. »

La même opinion se dégage de cette phrase qu'écrivait Riolan (1), au xvi⁰ siècle, à propos du foie : « *Scirrhus confirmatur, non sanescit, facile autem dignoscitur...* » Il est permis de supposer que Riolan pensait qu'avant d'arriver à cette période, si le diagnostic en était plus difficile, par contre, l'affection était susceptible de guérison.

Si on parcourt ensuite les observations d'hydropisie ou d'ascite qui ont été publiées, fréquemment on trouve des faits de disparition de l'ascite chez des alcooliques, à la suite de purgatifs, de diurétiques, quelquefois même spontanément. Le *Traité de l'hydropisie* de Portal (2) renferme plusieurs observations de ce genre. Nous ne voulons cependant pas en conclure que, dans tous ces cas, l'épanchement était lié à une cirrhose alcoolique ; mais, comme à cette époque l'influence des spiritueux sur la glande hépatique était méconnue, il n'est pas déraisonnable de penser que quelques-uns au moins de ces faits se rapportaient à notre sujet. Cela nous semble évident pour les deux faits qui font le sujet des observations xxiv et xlvii. Ne sont-ce pas là deux cas absolument semblables à ceux que l'on a signalés à la Société médicale des Hôpitaux ? Il est vrai qu'on doit faire remarquer que, dans l'une, l'état du foie n'est pas indiqué ; mais, comme nous le disions plus haut, sa

---

(1) Riolan. *Methodus medendi tam generalis quam particularis.* Caput. *De scirrho hepatis,* 1548.

(2) Portal. *De l'Hydropisie,* 1813.

structure, ses fonctions et ses maladies étaient tout autant d'inconnues.

Mais, depuis que ces données ont été éclaircies, on a rapporté de nombreux faits de disparition de l'ascite chez les alcooliques. Leudet (1), dans sa clinique médicale, a étudié tout spécialement cette question de la curabilité de l'ascite. Après lui, Semmola (2) et De Renzi ont vanté (après Chrestien) le bénéfice que les malades atteints d'ascite pouvaient retirer de la diète lactée exclusive ; M. le professeur agrégé Bouveret (3) a montré que souvent cette disparition de l'ascite était due à ce qu'elle était indépendante des lésions hépatiques. En 1885, Ribeton (4), dans sa thèse, signalait plusieurs faits analogues. Puis parut celle de Coutray de Pradel (5), qui fut écrite au moment même où la question se débattait devant la Société Médicale des Hôpitaux (6). Citons enfin le mémoire de notre ami le Dr Léon Blanc (7) sur la curabilité de la cirrhose alcoolique, et la communication de Lancereaux (8) à l'Académie de Médecine sur le traitement des cirrhoses.

(1) Leudet. *Clinique médicale de l'Hôtel-Dieu de Rouen.*

(2) Semmola. Congrès d'Amsterdam, 1879, et *Bulletin de Thérapeutique.*

(3) Bouveret. De l'ascite curable des alcooliques. *Lyon médical,* 1881. T. 38.

(4) Ribeton. *De la curabilité de certaines formes de cirrhose atrophique du foie.* Thèse Paris, 1885.

(5) Coutray de Pradel. Th. Paris, 1886. *Contribution à l'étude de la pathogénie et de la curabilité de l'ascite dans la cirrhose alcoolique du foie au début.*

(6) *Société médicale des Hôpitaux,* 9 juillet, 23 juillet 1886.

(7) L. Blanc. De la curabilité de la cirrhose. *Province médicale,* 19 février 1887.

(8) Lancereaux. Le traitement des cirrhoses du foie. *Académie de Médecine,* 30 août 1887.

Nous avons réuni et lu tous les faits rapportés par ces différents auteurs, de disparition de l'ascite, de curabilité de la cirrhose; il en est plusieurs dans lesquels on note la coexistence de la syphilis (obs. d'Augagneur, dans le mémoire de Blanc); un plus grand nombre encore, qui s'accompagnent d'accidents paludéens : de ces observations, nous n'avons tenu aucun compte, et nous n'avons retenu que celles où l'alcoolisme semblait être uniquement la cause des accidents. Nous les avons toutes rapportées ici; nous y avons ajouté quelques observations inédites, et d'autres que nous avons trouvées au cours de nos recherches bibliographiques.

Les faits que nous avons réunis atteignent le nombre de cinquante-quatre; on peut les diviser en plusieurs catégories :

1° Cas de congestion du foie, sans ascite, à la suite d'abus alcooliques (obs. i à iv);

2° Cas de disparition de l'ascite dans lesquels les malades ont été perdus de vue, ou sont encore en traitement (obs. v à xxiii);

3° Cas de disparition de l'ascite chez des sujets qui ont survécu et ont été suivis pendant un temps variable (obs. xxiv à xlvi);

4° Cas de disparition de l'ascite chez des individus morts au bout d'une certaine période, et dont l'autopsie n'a pas été faite (obs. xlvii à xlix);

5° Cas de disparition de l'ascite dans lesquels les malades sont morts, et dont on a fait l'autopsie plus ou moins complète (obs. l à liv).

Cette division n'a d'autre but que de mettre un peu

d'ordre dans nos observations, et de grouper ensemble celles qui se ressemblent davantage au point de vue de l'évolution des phénomènes rapportés. Voyons maintenant si l'on peut admettre que ce sont là des cas montrant que la cirrhose est curable.

Pour ceux de la première catégorie, nul ne le contestera : fréquemment, on a l'occasion de les observer, et nous aurions facilement pu en rapporter un plus grand nombre, si nous avions voulu mettre davantage à profit la riche collection d'observations que M. le Dr Glénard, bien placé à Vichy pour voir de pareils cas, a mise gracieusement à notre disposition. Si nous n'en avons signalé que quatre, c'est qu'ils s'éloignent un peu de notre sujet, puisque généralement ils ne s'accompagnent pas d'ascite ; il nous a cependant semblé nécessaire de les indiquer, car ils nous faciliteront la discussion.

En effet, ce sont des individus chez qui des excès alcooliques, plus ou moins répétés, déterminent une augmentation de volume du foie, avec sensation de pesanteur à l'hypocondre droit, teinte subictérique, ou même ictère, et la cessation de l'usage de l'alcool, unie à un traitement antiphlogistique et dérivatif, fait cesser tous les accidents.

Rien de plus naturel : n'avons-nous pas décrit, au début des hépatites, une période congestive, pouvant s'accompagner de symptômes énumérés ci-dessus, et susceptible de présenter des rémissions avec retour complet à la santé pendant un intervalle plus ou moins long ?

Est-il nécessaire de donner de ces faits une explication physiologique ? Nous dirons que le foie était simplement congestionné, qu'il était le siège d'un afflux sanguin plus considérable, et cela, sous l'influence irritante de l'alcool. Celui-ci est-il supprimé, oppose-t-on un traitement rigoureux au processus hypérémique, les phénomènes congestifs disparaissent, et tout rentre dans l'ordre.

Ces changements de volume du foie sont parfaitement rationnels : ne sait-on pas qu'à l'état physiologique, pendant la période digestive, le foie présente un certain degré de tuméfaction, pour revenir ensuite à ses dimensions normales ? Potain n'a-t-il pas montré que chez les saturnins le foie subissait des modifications de volume très appréciables à la suite d'une simple purgation ?

Enfin, ce qui indique bien que la glande hépatique est revenue à son état normal, c'est que les malades n'ont ensuite aucun trouble digestif, et jouissent de la meilleure santé. Il faut donc bien admettre que cette congestion hépatique n'a été qu'un phénomène transitoire, et qu'il s'est fait dans le foie une *restitutio ad integrum*.

Mais cette conclusion est-elle également applicable aux autres faits que nous avons rapportés? Nous ne le pensons pas, car ils sont passibles de plusieurs objections, qu'il nous semble difficile de réfuter.

Il est une première remarque que l'on ne manquera pas de faire à la lecture de ces observations : c'est que beaucoup d'entre elles sont incomplètes; les antécédents du malade au point de vue de la syphilis, des accidents paludéens sont souvent oubliés; de même, fréquemment, on ne trouve pas noté l'état du foie, soit avant l'ascite, soit après sa disparition; on ne dit pas non plus quel est le degré de sensibilité de l'abdomen, ni l'état du cœur ou

du rein. Ce sont là des omissions graves, et qui, néces-
sairement, atténuent considérablement la valeur de tous
ces faits.

On va immédiatement nous objecter que, dans beaucoup de cas, nous ne donnons qu'un résumé de l'obser-
tion ; nous pouvons répondre que nous avons eu soin de
n'omettre dans la courte relation que nous faisons de
ces faits résumés, aucun des détails qui pourraient avoir
un intérêt quelconque au sujet de la curabilité de la
cirrhose.

Ceci étant établi, voyons ce que nous apprennent ces
observations qui, dans les quatre dernières catégories
que nous avons admises, sont à peu près semblables. Ce
sont, en général, des individus ayant dépassé l'âge
moyen de la vie, usant avec excès des boissons alcooliques depuis un temps plus ou moins long. Tous, ils présentent de l'ascite avec ses conséquences, un foie le plus
souvent augmenté de volume, très rarement des urines
albumineuses, un état général mauvais, de l'amaigrissement et quelquefois même un état cachectique. Au
bout d'un certain temps, par la suppression de l'alcool
et par un traitement approprié, on voit tous ces phénomènes s'amender et les malades revenir à la santé
pendant un assez long intervalle de temps. Quelques-
uns présentent plusieurs rechutes avec ces mêmes symptômes, et dans quelques cas, ils meurent des progrès
des lésions hépatiques ; quelquefois aussi, ils succombent à une maladie intercurrente, et à l'autopsie on
trouve, dans les deux cas, les altérations de la cirrhose.

Voilà, rapidement indiqué, le tableau que l'on pourrait
faire de toutes nos observations, aussi bien de celles

que nous avons recueillies et qui sont inédites, que
de celles qui ont été publiées sous la rubrique de
disparitions de l'ascite au cours de la cirrhose, ou de
curabilité de la cirrhose.

Comment devons-nous interpréter tous ces faits? Et,
tout d'abord, nous demanderons si dans tous ces cas
l'épanchement dépendait d'une lésion du foie. N'avons-
nous pas vu combien était variable la pathogénie de
l'ascite dans la cirrhose? Nous croyons, en effet, que la
péritonite chronique générale ou localisée à la capsule
de Glisson, la fluxion rhumatismale du péritoine (Potain)
est bien plus souvent la cause de l'ascite dans tous ces
faits que la lésion du foie, et que, par suite, on ne doit
pas en conclure à la guérison d'une cirrhose qui, le plus
souvent, n'existe pas.

Voyez plutôt la remarquable observation publiée par
M. Bouveret (obs. xlvi) (1). Si cet excellent clinicien
n'avait pas observé des frottements péritonéaux, une
certaine douleur à la pression de l'abdomen, n'aurait-il
pas été en droit de songer à la guérison d'une cirrhose?
Et, cependant, il s'agissait nettement dans ce cas d'une
péritonite chronique alcoolique, et non de cirrhose,
puisque le malade a succombé seulement quatre ou cinq
ans après, et que la durée de l'hépatite atrophique ne
dépasse pas dix-huit mois à deux ans, suivant les auteurs classiques.

Il est vrai de dire que cette notion de la durée de
la cirrhose est difficile à établir, puisque le début de
l'affection est le plus souvent méconnu. Cette question

____

(1) Bouveret. *Lyon médical*, 1881.

de la durée de la cirrhose alcoolique a été bien étudiée dans la thèse de Caral (1), inspirée par M. le professeur agrégé Bard, et voici les conclusions qu'il émet :

« 1° La première période de la maladie, ordinairement la plus longue, est à peu près latente et ne se caractérise guère que par des troubles digestifs, quelquefois par une ascite légère et passagère.

« 2° Les phénomènes de la deuxième période, l'ascite en particulier, peuvent être, dans quelques cas très précoces, momentanément curables et se prolonger avec des alternatives diverses pendant de nombreuses années, dix à quinze ans.

On voit donc que, le plus souvent, on n'assiste qu'à la seconde phase de la maladie, celle où les lésions sont irrémédiables, c'est-à-dire alors que le foie est sclérosé ; mais, même au début de cette seconde période, avant que le tissu conjonctif soit organisé, on peut observer des rémissions dans les accidents.

Rappelons, en effet, la marche du processus inflammatoire. Au début, ce sont des phénomènes congestifs : alors le système vasculaire du foie est gorgé, la glande est augmentée de volume ; à une époque plus avancée, si la cause irritante persiste, vers le troisième mois chez les animaux, d'après les expériences de Strauss et Blocq, il se fait une infiltration de cellules embryonnaires qui, avec le temps, vont se transformer en tissu fibreux. Or, nous pensons que, tant que les éléments inflammatoires sont à l'état de cellules embryonnaires, les accidents qui accompagnent les hépatites alcooliques sont

____

(1) *Etude sur la cirrhose alcoolique, sa marche, sa durée.* Th. Lyon. 1885.

curables. Et c'est dans ces cas que l'on voit de véritables succès thérapeutiques par l'emploi de l'iodure de potassium et le régime lacté.

Depuis longtemps on connaissait les heureux effets de ce traitement. L'observation XLVII, due à Chrestien, semble bien être un cas d'ascite liée à une lésion hépatique d'origine alcoolique, et qui se serait considérablement améliorée par la diète lactée. De Renzi, puis Semmola ont également recommandé cette médication ; c'est aussi la diète lactée, associée à l'iodure de potassium, que Lancereaux a préconisée dans sa communication à l'Académie de Médecine.

Ces heureux résultats ne surprendront point, si l'on veut bien comparer ces faits à ce qui se passe dans la syphilis. Au nombre des accidents de la période tertiaire, les gommes sont des plus fréquentes. Rien n'est plus commun que de voir s'atténuer ou même disparaître les phénomènes auxquels elles peuvent donner lieu, grâce à l'usage de l'iodure de potassium ; c'est qu'alors ce médicament a été administré assez tôt pour opposer une barrière à la prolifération embryonnaire, et empêcher la transformation en tissu conjonctif organisé. Mais si on a attendu que les lésions soient devenues scléreuses, c'est en vain que l'iodure de potassium sera conseillé ; la lésion ne rétrocède plus, les accidents persisteront.

Ne peut-il pas en être de même pour le foie? Tous les cas dans lesquels on voit, sous l'influence de ce traitement, le foie hypertrophié revenir à des dimensions beaucoup moindres, ne seraient-ils pas des faits dans lesquels le processus inflammatoire n'était arrivé qu'au stade embryonnaire, et que l'iodure a arrêté dans son évolution? C'est ainsi qu'on peut aussi expliquer beaucoup des cas de curabilité ou de disparition de l'ascite, car nous savons que Murchison a montré que la simple congestion du foie peut s'accompagner d'épanchement. *A fortiori,* si, outre la congestion, il y a un certain degré d'infiltration embryonnaire, une fois la cause productrice de l'ascite supprimée, celle-ci disparaît aussi.

Mais, par contre, lorsque les cellules embryonnaires se sont transformées en tissu fibreux, il ne faut pas s'attendre à voir l'épanchement qui en dépend se résorber, quel que soit le traitement mis en usage ; comme nous le disions pour les lésions de la syphilis traitées trop tardivement, la sclérose ne rétrocède pas, les accidents persistent ; l'évolution de la maladie ne subira plus aucun temps d'arrêt et marchera vers une issue fatale.

Appliquons ces données aux différentes catégories d'observations que nous avons rapportées. Pour ce qui est de ceux de la seconde, ce sont des cas dans lesquels l'ascite a disparu, les malades ont été améliorés et se sont crus guéris. Comme ils ont été perdus de vue, ou qu'ils sont encore en traitement, on ne saurait affirmer la curabilité de l'affection ; et, de plus, comme nous l'avons dit, il faudrait pouvoir établir d'une façon irréfutable que l'ascite dépendait d'une altération du foie.

Dans les faits des autres catégories, les malades ont été suivis ; les uns ont présenté une amélioration qui ne s'est pas démentie pendant un temps variant entre un an et dix ans ; les autres sont morts. Nous ferons d'abord la même objection, à savoir, qu'il est impossible de dire exactement à quelle cause on doit rattacher

l'ascite qu'ils ont présentée ; ensuite, si on lit attentivement les observations, on s'aperçoit qu'elles ne contiennent pas des détails qui sont importants : ainsi,
dans celle de Brousse, dont le malade jouissait d'une
bonne santé au bout de dix ans, il n'est pas fait mention
de l'état du cœur, de l'examen des urines, de l'absence
de syphilis, du manque de frottements péritonéaux,
de l'indolence de la paroi abdominale. Ce sont là tout
autant de signes négatifs que l'auteur a omis, et qui
nous permettent de douter de la réalité de la cirrhose.
Il est vrai qu'il signale la petitesse du foie, mais nous
lui objecterons qu'il est en général fort difficile de se
rendre compte, par la palpation ou la percussion classique, des dimensions exactes du foie, et, par conséquent, ce seul signe ne peut suffire à nous faire croire
que l'ascite dépendait de la cirrhose atrophique.

Dans la plupart des autres observations, on signale,
au contraire, que le foie est augmenté de volume. Il est
possible que, dans ces cas, l'ascite soit le résultat de la
congestion du foie, ou de son état d'infiltration par les
cellules embryonnaires. On peut donc dire que la disparition de l'épanchement est en rapport avec la diminution du volume de la glande hépatique, diminution qui
est due soit à la résorption des cellules embryonnaires,
soit à la disparition de l'afflux sanguin.

Enfin, il est un fait qui montre bien la justesse de nos
objections, c'est celui présenté par Dujardin-Beaumetz
à la Société médicale des Hôpitaux, et qui fait le sujet
de l'observation LIII. Il s'agit d'un alcoolique atteint de
cirrhose avec ascite ; après une ponction, le liquide ne
se reproduit pas, mais quelques jours après le malade
commet une imprudence, contracte une pneumonie et

succombe. A l'autopsie, et notons en passant que c'est la seule qui soit rapportée avec quelques détails, on trouve un foie volumineux, présentant un degré de cirrhose peu avancé. Il y avait une notable infiltration de cellules embryonnaires, ce qui est parfaitement en rapport avec l'opinion que nous émettions plus haut; mais on nous objectera qu'il y avait aussi des bandes de tissu fibreux entourant les lobules. Nous répondrons que l'on ne peut pas non plus considérer ce fait comme un cas de guérison de la cirrhose, puisque le malade venait à peine de voir disparaître son épanchement, et rien ne prouve qu'il ne se serait pas reformé.

En somme, de tous ces faits, il n'en est aucun qui puisse entraîner notre conviction, et nous faire croire à la curabilité de la cirrhose; que l'on nous permette, ici, de critiquer ces termes de curabilité de la cirrhose, car le mot de cirrhose implique le plus souvent l'idée d'une lésion chronique et, par suite, irrémédiable. Néanmoins, nous admettons parfaitement que les lésions déterminées par l'alcool dans le foie peuvent guérir, à la condition expresse qu'elles n'aient pas dépassé la phase congestive ou la période d'infiltration embryonnaire.

Nous répondons ainsi à la question que Leudet se posait dans sa clinique : « Sans doute, dans le foie granulé, le *hobnailed liver* des Anglais, avec oblitération vasculaire, la prolifération cellulaire n'est plus curable; cependant en est-il de même des formes congestives, de celles dans lesquelles l'hyperplasie commence? Il est permis de se poser cette question. »

CHAPITRE VI

DIAGNOSTIC. PRONOSTIC. TRAITEMENT.

Sommaire. — Il est quelquefois difficile de reconnaître les antécédents alcooliques. — Affections dont il faut distinguer l'hépatite alcoolique chronique, lorsque le foie est : 1° simplement congestionné, 2° hypertrophié, 3° diminué de volume. — Difficulté de prévoir les cas d'ascite curable. — Le pronostic des cirrhoses est toujours aussi grave. — Traitement : prophylactique, symptomatique. — Importance des ponctions précoces. — Nécessité de supprimer l'alcool.

Au premier abord, il semble que rien n'est plus facile que de reconnaître une hépatite alcoolique, puisque cette épithète d'alcoolique implique un facteur étiologique bien simple à vérifier ; cependant, souvent ce n'est pas chose aisée. Il suffit, en effet, d'avoir eu l'occasion d'interroger quelques malades victimes de l'alcoolisme, pour savoir quelles difficultés on éprouve parfois à faire avouer des habitudes de boisson. Les uns les nient, parce qu'ils éprouvent un sentiment de honte à avouer leur funeste penchant; les autres, parce qu'ils ignorent qu'ils sont alcooliques. Beaucoup de gens peuvent, en effet, le devenir presque sans s'en douter, soit qu'ils contractent insensiblement cette fâcheuse habitude, soit encore qu'ils présentent une plus grande susceptibilité pour l'alcool.

Mais, hâtons-nous de le dire, souvent les antécédents alcooliques seront manifestes au simple examen du malade. L'aspect terreux spécial de la face, avec dilata-

tion variqueuse des veinules sous-cutanées, le tremblement des mains caractéristique, les insomnies, les
cauchemars avec hallucinations, sont autant de signes
propres à l'alcoolisme chronique, et mettront sur la
voie du diagnostic.

Ces données viennent-elles à manquer, ou ne sont-
elles qu'à l'état d'ébauche, il devient nécessaire d'éli-
miner les différentes affections qui peuvent en imposer
pour une hépatite alcoolique.

A la première période, pendant la phase congestive,
on aura à distinguer l'hypérémie due à des habitudes
alcooliques de celle que l'on peut rencontrer dans la
lithiase biliaire, dans la goutte, et enfin dans les affections cardiaques.

La présence des calculs hépatiques sera reconnue le
plus souvent par les accès de colique hépatique, dont la
douleur est beaucoup plus vive que celle de la congestion
simple du foie; de plus, la fréquence de l'ictère, les
vomissements viendront en aide pour établir le diagnostic.

La goutte, qui s'accompagne quelquefois de congestion hépatique, se traduit par des signes trop connus
pour que nous insistions. Enfin l'examen méthodique du
cœur suffira à distinguer la congestion d'origine cardiaque.

A la période confirmée, il est beaucoup d'affections qui
peuvent simuler l'hépatite chronique alcoolique. Exa-
minons d'abord celles qui présentent une augmentation
de volume du foie, nous réservant de faire ensuite le diagnostic avec celles dans lesquelles le foie est atrophié.

Au nombre des premières, signalons d'abord la leucocythémie et le diabète; mais l'examen du sang et des urines dissipera rapidement toute erreur; l'impaludisme se reconnaîtra facilement aux accès périodiques de fièvre.

Ensuite, il est un certain nombre d'affections du foie qu'il faut bien savoir différencier.

Les kystes hydatiques seront distingués par le frémissement caractéristique, le développement irrégulier des lobes du foie, et surtout par le résultat que donnera l'examen du liquide retiré par une ponction.

Les abcès du foie se rencontrent généralement chez des individus qui ont séjourné dans les pays chauds, ou qui ont eu une dysenterie prolongée; enfin, symptôme capital, qu'on ne retrouve pas dans l'hépatite chronique alcoolique, ils ont une marche beaucoup plus aiguë et s'accompagnent toujours de fièvre; souvent une ponction exploratrice viendra aussi confirmer le diagnostic.

Le cancer du foie se développe en général chez des gens plus âgés; au lieu de conserver une surface lisse ou légèrement granuleuse, il présente des bosselures, souvent très appréciables à la palpation; enfin les malades ont un teint jaune paille caractéristique.

Ce n'est que chez des sujets atteints de lésions osseuses chroniques, accompagnées de suppurations prolongées, que l'on observe la dégénérescence amyloïde; les antécédents faciliteront la recherche de l'origine de l'hypertrophie hépatique concomitante.

Mais, dans toutes ces affections du foie que nous venons d'énumérer, on n'aura jamais l'occasion de constater un signe qui est souvent signalé dans les hépatites alcooliques, et on ne saurait trop insister sur ce fait, qui permet souvent d'affirmer le diagnostic : nous avons nommé l'hypertrophie de la rate.

C'est aussi par la présence de ce symptôme que l'on distinguera les affections, avec petitesse du foie, de l'hépatite alcoolique avec atrophie. Il n'y a guère que la pyléphlébite et la péritonite tuberculeuse que l'on pourrait confondre ; or, dans le premier cas, les accidents évoluent rapidement, l'ascite s'établit brusquement, souvent cœxiste avec l'ictère, et enfin, les malades éprouvent une vive douleur qui n'existe pas dans la cirrhose ; dans le second cas, les caractères présentés par l'épanchement abdominal diffèrent tellement de l'ascite de la cirrhose, la palpation de l'abdomen est si douloureuse qu'il n'est pas besoin de constater des lésions des sommets du poumon pour croire à une péritonite tuberculeuse (1).

Telles sont les affections dont il faut savoir différencier les hépatites alcooliques ; mais est-il possible de distinguer entre elles les formes cliniques que nous avons admises ? Ce n'est qu'en se basant sur l'évolution des symptômes qu'on arrivera à établir cette différence ; et encore faut-il être prévenu de la fréquence des cirrhoses mixtes et s'attendre à de nombreux échecs. Disons cependant que, grâce au signe indiqué par MM. Lépine et Eymonnet (2), et qui consiste à reconnaître par l'examen des urines l'état graisseux du foie, on pouvait arriver à diagnostiquer une cirrhose graisseuse.

---

(1) On devra aussi songer à la petitesse du foie dans l'intoxication saturnine. M. Potain vient de consacrer à cette question une leçon remarquable publiée *in Semaine médicale*, 1888, p. 230.

(2) Lépine et Eymonnet, *Lyon médical*, 1882.

Il est maintenant une dernière question que nous devons nous poser : peut-on reconnaitre les cas de cirrhose curable, ou mieux comment prévoir les cas dans lesquels l'ascite est appelée à disparaitre ? Cela revient à se demander si, au lit du malade, on peut établir la pathogénie de l'épanchement.

Pour ce qui est de l'ascite liée à une cirrhose atrophique confirmée, on la reconnaitra à la reproduction rapide du liquide après chaque ponction, à l'énorme développement du réseau veineux sous-cutané, à la fréquence des hémorragies par rupture vasculaire dans le système sanguin du tube digestif, et surtout la marche sans rémission de l'affection.

La chose n'est pas aussi facile pour les ascites curables. En effet, si l'on ne constate pas de frottements péritonéaux, si la palpation de l'abdomen est absolument indolente, on ne peut admettre l'existence d'une péritonite chronique. On pourrait avoir recours au moyen que Letulle (1) a employé dans un cas douteux, à l'analyse chimique du liquide péritonéal extrait par la ponction : Frerichs a, en effet, inscrit dans son livre un tableau où il montre la différence de composition des épanchements abdominaux, suivant qu'ils dépendaient d'une péritonite chronique, d'une lésion du foie ou d'une affection cardiaque. Mais ce sont là des recherches minutieuses que l'on ne peut faire que dans un laboratoire, et qui ne sont pas à la portée de tous les cliniciens; c'est donc un moyen peu pratique, mais que nous devions signaler.

(1) Letulle. *Société médicale des Hôpitaux*, 1886.

Il n'en reste pas moins établi que le diagnostic de péritonite chronique, d'origine alcoolique, est généralement impossible à faire, si l'on n'est pas renseigné sur les antécédents, et, par conséquent, on méconnaît facilement la cause de l'ascite qui en dépend. Il en est de même des autres causes pathogéniques de l'ascite, la périhépatite, la thrombose de la veine porte, la fluxion rhumatismale du péritoine; nous ne croyons pas qu'il existe de moyens de les distinguer.

Donc, il est absolument impossible de prévoir la curabilité de l'ascite chez les alcooliques, et cela est d'autant plus regrettable, que le pronostic de l'affection serait souvent modifié : si, en effet, on pouvait reconnaître le début de la maladie, on n'aurait pas à faire entrevoir au malade une issue à aussi bref délai. Du reste, beaucoup de praticiens s'y trompent : il en est plusieurs, des plus distingués, à qui nous avions demandé des observations de cirrhose curable, qui nous ont répondu avoir dans leur clientèle des malades atteints de cirrhose alcoolique avec ascite, et pour lesquels ils avaient porté un pronostic fatal; et ils étaient tout surpris de voir chez eux la disparition de l'épanchement et le retour à la santé pendant un temps plus ou moins long.

Malheureusement, ces cas sont l'exception, et le pronostic de l'hépatite alcoolique chronique, quelle que soit sa forme, est toujours très grave. Si la première période est latente et peut souvent être de longue durée, dès que les malades sont arrivés à la seconde phase, celle qui correspond à l'organisation du tissu fibreux, la lésion est irrémédiable, et la maladie aboutit assez rapidement à la mort.

Bien que le pronostic soit aussi sombre, il ne faut pas négliger un instant de tenter d'arrêter la marche des accidents par une thérapeutique appropriée. Nous avons vu combien il est difficile de prévoir les cas de disparition de l'ascite, et l'on peut toujours espérer que l'on se trouve en présence d'un fait semblable, et que la médication que l'on aura instituée sera suivie d'un heureux résultat.

Le traitement doit être prophylactique et symptomatique.

La prophylaxie consiste à s'opposer à l'envahissement de ce terrible fléau que l'on appelle l'alcoolisme, et l'on ne saurait trop se réjouir de voir les pouvoirs publics, saisis de cette question, promulguer des lois destinées à réfréner l'ivrognerie, et, en présence des nombreuses falsications auxquelles sont soumises les boissons répandues dans le public, il est à désirer qu'on trouve au plus vite des moyens simples et expéditifs pour reconnaître la présence de ces impuretés si préjudiciables à la santé.

La thérapeutique des symptômes varie suivant la période à laquelle en est arrivée l'affection.

Au début, la phase congestive sera avantageusement combattue par des révulsifs locaux (ventouses, vésicatoires, pointes de feu, au niveau de l'hypocondre droit). En même temps, pour détourner le cours du sang et faciliter la disparition de l'énorme quantité de sang qui a afflué dans le foie, il sera bon de faire de la dérivation sur le tube intestinal au moyen des différents purgatifs. Enfin, l'usage de quelques cholagogues aura pour effet de faire disparaître promptement la teinte subictérique, ou même l'ictère qu'on observe parfois à cette première période. C'est dans ces cas que les eaux de Vichy possèdent une action curative merveilleuse.

Mais il est un symptôme que l'on constate quelquefois à cette époque de l'affection, mais qui est la règle à un degré plus avancé, nous voulons parler de l'ascite.

Il est toute une série de moyens destinés à provoquer la disparition de l'épanchement abdominal. Signalons en première ligne le régime lacté, qui donna un si beau résultat à Chrestien (obs. XLVII), et que tous les auteurs ont recommandé. On doit en même temps chercher, par les purgatifs souvent répétés, par les diurétiques, à favoriser l'élimination du liquide. Dans quelques cas on voit, en effet, par ces seuls moyens, l'ascite disparaître rapidement. Lorsque l'épanchement persiste, Semmola a conseillé de donner l'iodure de potassium à doses croissantes (de 1 à 4 grammes dissous dans 1 litre d'eau) et longtemps prolongées. C'est également ce mode de traitement (iodure de potassium et régime lacté) que Lancereaux a mis en usage dans les faits qu'il a rapportés : « Dans les cas favorables, l'amélioration ne tarde pas à se produire ; elle commence à se manifester environ vingt jours après le début du traitement ; les urines deviennent plus abondantes, l'œdème et l'ascite diminuent et disparaissent, tandis que le réseau veineux s'efface et la rate perd de son volume ; le météorisme cesse, les fonctions digestives se rétablissent, etc. »

Mais comment agit cette médication ? « Si l'iodure de potassium peut arrêter le développement des éléments jeunes du tissu conjonctif et s'opposer à leur organisation, le lait fait cesser toute irritation, et par cela même, il annule la cause qui donne naissance à ce tissu et engendre la cirrhose hépatique. » (Lancereaux) (1).

Il est un autre médicament qui, quelquefois aussi, a donné de bons résultats : c'est le mercure qui, ici, vient agir comme altérant : les pilules bleues, les doses minimes de calomel, sont les préparations les plus employées et qui réussiront parfois à empêcher le développement du tissu de sclérose, et, par conséquent, lutteront avantageusement contre cette infiltration embryonnaire que nous savons être, dans quelques cas, la cause de l'épanchement.

Malheureusement, souvent ces différentes méthodes n'amèneront aucune amélioration, et l'on devra intervenir plus énergiquement; on devra pratiquer la paracentèse abdominale. Celse disait déjà (2) : « Si, malgré ces remèdes, l'épanchement, au lieu de diminuer, va en augmentant, on en vient à une voie plus courte, qui est d'évacuer les eaux par la ponction que l'on fait au bas-ventre. »

Mais à quel moment doit-on intervenir? Faut-il ponctionner au début, dès que la quantité de liquide est assez considérable, ou vaut-il mieux attendre que l'abondance de l'épanchement détermine des troubles graves? La question semble résolue aujourd'hui. En présence de l'innocuité que les précautions antiseptiques assurent à l'intervention, on tend à reconnaître qu'il est préférable d'agir dès le début, dès que les malades éprouvent la moindre gêne dans leurs fonctions respiratoires.

Souvent l'ascite ne se reproduit plus, ou bien le trai-

(1) Lancereaux. *Académie de Médecine*, 30 août 1887.
(2) Celse. *Œuvres*. Traduction de Fouquier, 1824, p. 162.

19

tement concomitant est suivi d'un meilleur résultat. Suivant de Renzi (1), lorsque le régime lacté n'amène aucune amélioration au bout de quinze jours, on doit pratiquer la paracentèse, puis continuer le traitement, et l'on voit quelquefois cette méthode couronnée de succès, tandis que la pression de l'ascite avait empêché auparavant le résultat de se produire.

Si, au contraire, malgré de fréquentes ponctions, le liquide se reforme, cela indique que l'on est en présence d'une ascite incurable, liée à des lésions hépatiques irrémédiables, et l'on aura la satisfaction d'avoir, par la précocité de l'intervention, procuré plus tôt un certain soulagement à ces malheureux.

Mais, à côté de ces moyens thérapeutiques, il est une recommandation que l'on doit faire aux malades, et dont il faut exiger et surveiller la rigoureuse exécution : c'est de renoncer complètement à leurs funestes habitudes de boissons; c'est la seule façon de voir s'établir des rémissions, ou, dans les cas d'ascite curable, la disparition de l'épanchement. Supprimer l'alcool, c'est faire disparaître la cause irritante, et c'est le moyen de vérifier la justesse du vieil adage :

Sublata causa, tollitur effectus.

(1) De Renzi. *Annali universali*, 1880, p. 474.

OBSERVATIONS

PREMIÈRE CATÉGORIE

Cas de congestion du foie, sans ascite, suivis d'amélioration.

OBSERVATION I

Congestion hépatique à la suite d'excès alcooliques. Foie volumineux, sensible. Amélioration. (Communiquée par M. le docteur Glénard, de Vichy.)

B., vingt-six ans, commissionnaire en vins, vient nous consulter le 20 juillet 1883.

Depuis quelques années, il éprouve des troubles digestifs assez prononcés : anorexie, nausées, lenteur de la digestion ; tous les matins, il a la pituite ; fréquemment, après les repas, il ressent une sensation douloureuse au niveau du foie ; un peu de constipation.

Il n'a pas eu de syphilis ni d'impaludisme, et il jouit d'une santé relativement bonne ; légère teinte subictérique.

Son foie mesuré présente un énorme développement ; il déborde de plusieurs travers de doigt le rebord des fausses côtes ; il est sensible à la pression ; la rate est un peu plus grosse qu'à l'état normal.

Rien au cœur, ni aux poumons.

Les urines ne renferment ni sucre, ni albumine ; peu de pigment biliaire.

Traitement. — Régime lacté, laxatifs salins.

8 août. — Le malade va partir beaucoup amélioré ; l'appétit est meilleur, les digestions moins pénibles, et le volume de son foie a beaucoup diminué ; il ne dépasse plus que d'un travers de doigt le rebord costal ; il est moins sensible à la pression.

OBSERVATION II

Hépatite alcoolique subaiguë avec hypertrophie du foie. Guérison rapide par ventouses scarifiées, vésicatoires, purgatifs. (Communiquée par M. le professeur Mayet.)

M. (Benoît), quarante-huit ans, entre le 26 août 1886, salle Ste-Jeanne, nᵒ 17, au service de M. Mayet.

Rien à noter du côté de l'hérédité. Pas de scrofule dans l'enfance, pas de rhumatisme, ni de syphilis. Habitudes alcooliques ; il boit un litre de vin, et trois à quatre petits verres de liqueur par jour.

Aurait eu la dysenterie et des accidents de fièvre intermittente pendant qu'il faisait son service en Afrique ; mais il n'aurait jamais rien éprouvé depuis qu'il est revenu en France.

Depuis deux mois, troubles digestifs, sensation de brûlure dans la région épigastrique ; quelques vomissements pituiteux le matin ; parfois aussi, vomissements alimentaires après les repas.

Membres inférieurs œdématiés ; un peu d'ascite.

A la percussion de l'abdomen, augmentation considérable du volume du foie, qui dépasse de 7 à 8 centimètres le rebord des fausses côtes ; le lobe gauche s'avance à l'épigastre au delà d'une ligne verticale passant par le bord gauche du sternum.

Teinte ictérique très accusée.

Un peu d'obscurité de la respiration aux poumons. Rien au cœur.

L'urine contient des pigments biliaires et peut-être un peu d'albumine.

Lait, eau de Vichy ; ventouses scarifiées sur la région hépatique ; prises de calomel et de jalap.

30 août. — L'urine contient moins de pigments biliaires et pas d'albumine.

Le foie a diminué de volume ; la matité ne dépasse plus le rebord costal que de 3 centimètres.

10 septembre. — La matité hépatique est encore moins considérable, la teinte ictérique des téguments tend à disparaître.

20 septembre. — Le malade demande à sortir. Il est en très bon état : il ne présentait plus qu'une légère teinte subictérique des conjonctives.

Ce malade, revu quelques mois plus tard, se portait très bien, il n'avait plus d'ictère et ses fonctions digestives étaient très régulières.

OBSERVATION III

Hépatite alcoolique subaiguë guérie. (Communiquée par M. le professeur Mayet.)

D. (Eugène), vingt et un ans, entre le 8 décembre 1871, salle St-Pothin, n° 48. Mère morte d'une maladie de cœur. Père et plusieurs sœurs bien portants. A toujours joui d'une bonne santé, ni syphilis, ni rhumatisme, a fait des excès alcooliques depuis un an environ.

Fièvre typhoïde l'année dernière, alors qu'il était militaire, et, depuis, troubles digestifs. Début de l'affection actuelle, il y a cinq jours, à la suite d'une indigestion, apparition d'une douleur dans la région de l'hypocondre droit, s'exaspérant dans les grandes inspirations. Teinte ictérique des téguments.

Peau un peu chaude : pouls précipité ; le malade tousse un peu depuis quelques jours ; râles muqueux disséminés dans les deux poumons. Rien au cœur. Régime lacté, lavement laxatif.

15 décembre. — Diminution de l'ictère ; à la percussion, la matité hépatique commence à la cinquième côte sur la ligne mamelonnaire, et dépasse le rebord costal de six centimètres. Les urines renferment des pigments biliaires, mais ne contiennent ni sucre, ni albumine.

19 décembre. — La pression n'est plus aussi douloureuse dans l'hypocondre droit, et le volume du foie tend à diminuer.

Pastilles de potasse sur le rebord des fausses côtes droites.

2 janvier. — La matité hépatique diminue d'étendue ; l'ictère est presque complètement disparu ; les matières sont colorées normalement.

10 février. — Le foie a considérablement diminué de volume. Il ne dépasse plus les fausses côtes sur la ligne mamelonnaire droite ; le lobe gauche ne s'avance que jusqu'à l'épigastre.

14 février. — Le malade sort en bon état, n'éprouvant plus aucun malaise dans la région du foie.

Observation IV

Hépatite interstitielle, alcoolique au début. Catarrhe des voies biliaires. Amélioration. (Communiquée par M. le docteur Mayet.)

D. (Ferdinand), soixante-deux ans, employé, entré salle Saint-Jean, n° 16, service de M. Mayet, le 6 juin 1882.

Pas d'antécédents héréditaires. Comme maladie antérieure, fièvre typhoïde, pendant son service militaire, pas de syphilis. Excès alcooliques très prononcés ; le malade a toujours fumé d'une façon immodérée.

Début de l'affection actuelle, il y a six semaines, par une diarrhée très abondante, puis perte de l'appétit, affaiblissement progressif, et depuis huit jours, teinte ictérique assez accusée.

Actuellement, ictère généralisé. Dilatation des veinules du dos et des ailes du nez, langue rouge, inappétence absolue.

Abdomen volumineux, réseau veineux sous-cutané manifeste, cependant pas d'ascite ; la pression est douloureuse sur l'abdomen au niveau de l'hypocondre droit ; la matité hépatique est très étendue, elle dépasse les fausses côtes de quatre travers de doigt, occupe toute la région épigastrique, qui est tendue et douloureuse, et s'avance jusqu'au rebord costal gauche. Sonorité tympanique dans tout le reste de l'abdomen.

Un peu d'emphysème pulmonaire. Rien au cœur.

Huit ventouses scarifiées sur la région hépatique. Eau de Vals.

10 juin. — Urines colorées en rouge foncé. Disque urique prononcé, pigments biliaires abondants, pas d'albumine.

Vésicatoire sur la région hépatique. Prises de calomel et jalap.

15 juin. — La matité hépatique remonte jusqu'à la sixième côte, sur la ligne mamelonnaire, la pression sur le foie est encore douloureuse, l'ictère tend à disparaître. Nouveau vésicatoire.

25 juin. — Le malade vient d'avoir la diarrhée; le volume du foie a diminué, surtout au niveau du lobe gauche, qui occupe moins d'étendue; la palpation y éveille encore un peu de douleur.

2 juillet. — La diminution du volume du foie s'accentue, il dépasse à peine de deux travers de doigt le rebord des fausses côtes; le malade ne se plaint que d'une grande faiblesse et de sueurs profuses.

25 juillet. — Il part en convalescence très amélioré.

Janvier 1884. — Le malade a fait un séjour dans le service, au mois de juillet 1883, à la suite d'une contusion hépatique, mais il n'est resté que quelques jours. Il a repris ses habitudes alcooliques et il revient le 4 janvier, se plaignant d'éprouver une douleur au niveau du foie.

9 janvier. — La matité hépatique est très étendue; le foie dépasse les fausses côtes de trois travers de doigt, l'organe est dur et douloureux à la pression ; l'ictère très peu accusé; pas de pigment biliaire, ni d'albumine dans les urines, qui présentent une teinte rouge très prononcée.

Du mois de janvier au mois de mars, le malade a toujours présenté de la sensibilité à la pression dans l'hypocondre droit, coïncidant avec une matité hépatique considérable. Des vésicatoires répétés et des ventouses n'amenaient qu'une amélioration passagère.

26 mars. — On lui prescrit de l'iodure de potassium.

15 avril. — Le foie a beaucoup diminué de volume, et la douleur à la pression est beaucoup moins accusée.

25 avril. — Le malade quitte l'hôpital ; le foie présente ses dimensions normales, et la palpation à son niveau n'est nullement douloureuse.

DEUXIÈME CATÉGORIE

Cas de disparition de l'ascite au cours de la cirrhose alcoolique, et dans lesquels les malades ont été perdus de vue, ou sont encore en traitement.

OBSERVATION V

Cirrhose du foie ; ascite ; urine peu abondante. Traitée avec succès par le lait après l'insuccès des diurétiques. (Bellevue, hôpital Gaspard Griswold, *New-York, méd. Journal,* 1880, p. 47.)

Veuve F. B., vingt-trois ans, domestique, est admise le 1er novembre 1879. Excès de spiritueux depuis trois ou quatre ans. Il y a quelques mois, elle présenta des troubles digestifs variés, nausées, vomissements, diarrhée. Pas d'hématémèses, ni d'hémorragies rectales. Apparition d'un léger ictère ; développement de l'abdomen dû à une ascite, qui s'accompagna bientôt de l'œdème des membres inférieurs.

Au moment de son admission, la malade était très faible, n'avait pas d'appétit, et était essoufflée au moindre mouvement ; ascite et œdème très marqués. A la percussion, la rate était augmentée et le foie diminué de volume ; léger ictère ; les selles étaient encore colorées par la bile ; pas de constipation ; urines foncées, alcalines, densité 1030, ni albumine, ni cylindres. Infusion de digitale.

En présence de l'accroissement de l'ascite, ponction le 20 novembre ; à cause de la faiblesse de la malade, on dut suspendre l'opération après l'issue de six pintes de liquide, et le ventre resta distendu. Mais l'ascite se reproduisit très rapidement, malgré l'emploi de la digitale et de l'acétate de potasse. Comme l'épanchement était plus abondant qu'à la première ponction, et que les diurétiques ne produisaient aucun résultat, on recommanda la diète lactée exclusive.

9 décembre. — Augmentation de la quantité des urines.

10 décembre. — Diminution rapide de l'ascite et de l'anasarque ; disparition de l'ictère ; retour de l'appétit. Amélioration très marquée.

OBSERVATION VI

Remarques sur le diagnostic et l'évolution de la cirrhose.
(Pel. *Nederl, Tydsehr, v. Geneesk,* 1882.)

Pel cite le fait d'un matelot de 49 ans, adonné depuis plusieurs années aux excès alcooliques, chez lequel survinrent des troubles digestifs, de l'ascite et de l'œdème des extrémités. Le malade, cachectique, avait une ascite considérable ; de la circulation supplémentaire à l'épigastre ; de l'œdème des pieds ; aucun ictère. La diurèse était diminuée (250 à 500 cc.), plus tard, selles hémorragiques. Tout à coup la diurèse augmenta, et au bout de quatorze jours avaient disparu les phénomènes d'engorgement aussi bien que la circulation complémentaire. Le malade eut encore une pleurésie du côté droit, et il se rétablit assez complètement pour pouvoir se rembarquer.

OBSERVATION VII

Ascite à frigore chez un cirrhotique. Guérison. (Fernand Giraud.
Marseille médical, 1883, p. 106.)

X., cinquante et un ans, a été contremaître dans une brasserie, actuellement contrôleur à l'Alcazar ; entre le 22 septembre à l'hôpital de la Conception.

Il y a deux ans, pleurésie ; la maladie actuelle a débuté il y a quinze jours, à la suite de fatigues et d'ennuis.

A son entrée : état fébrile léger, langue saburrale, pas d'appétit, soif vive ; abdomen volumineux et ascite considérable ; léger œdème des membres inférieurs, qui aurait débuté en même temps que la tuméfaction de l'abdomen.

Le cœur est dévié vers la droite, mais ne présente pas d'altération organique. Un peu de congestion à la base des poumons ; le foie ne peut être délimité à cause de l'abondance de l'épanchement.

Urines rouges sédimenteuses, sans albumine.

Malgré les purgatifs drastiques et les diurétiques, le ventre augmente ainsi que l'amaigrissement. Le 4 octobre, une ponction, devenue nécessaire, donne issue à dix litres de liquide. Mais pas d'amélioration, l'ascite se reforme, pas d'appétit, l'amaigrissement progresse.

Le 20 octobre, diète lactée : le malade reprend des forces et de l'embonpoint ; l'essai d'un autre régime vers le 26 novembre fait reparaître tous les accidents, aussi reprend-il la diète lactée, et, en janvier 1883, il sort en bonne santé et a pu reprendre ses occupations.

OBSERVATION VIII

Thèse de Coutray de Pradel. (Paris, 1885-86, obs. v.) *Cirrhose atrophique ;
Ascite. Guérison sans ponction.*

M. Louis, cinquante-six ans, entre, le 27 mai 1836, service de Troisier, à l'hôpital Saint-Antoine.

Pas d'antécédents héréditaires ; pas de syphilis ; mais excès alcooliques : trois litres de vin par jour et eau-de-vie entre les repas. Signes très nets d'alcoolisme.

Quelques jours avant son entrée à l'hôpital, constipation opiniâtre et œdème des membres inférieurs.

Son ventre commence à enfler le 27 mai. Abdomen volumineux, peau tendue, réseau veineux sous-cutané très net ; ascite.

Rien dans les urines : ni pigment biliaire, ni albumine.

Traitement. — Régime lacté et iodure de sodium.

Diurèse abondante ; diminution du volume du ventre ; disparition de l'œdème des pieds.

Etat actuel, 5 juillet 1886. — Ventre souple, gros, pas d'ascite ; le foie ne déborde pas les fausses côtes ; matité verticale de 9 centimètres ; rate un peu grosse.

Plus d'œdème des jambes ; veines sous-cutanées abdominales très apparentes ; pas de troubles digestifs.

Rien au cœur, quelques râles aux bases des poumons ; urines claires :

Le malade a cessé tout traitement.

Observation IX (résumée)

Mémoire de Blanc, dans *Province médicale,* 19 février 1887. (Due à l'obligeance de M. Bard, médecin des hôpitaux.)

Femme de trente-neuf ans, alcoolique, depuis une année surtout ; ascite très prononcée ; matité hépatique diminuée. Rien aux poumons, rien au cœur : 23 ponctions.

La dernière ponction a lieu le 3 juillet 1886. Le 26 décembre, la malade quittait l'hôpital parfaitement bien portante, sauf qu'elle avait une hernie ombilicale, qui s'est produite pendant son ascite et qui a présenté à plusieurs reprises des accidents d'étranglement.

Observation X (résumée)

Notes sur deux cas de cirrhose du foie. (Gooding. British med Journal, 9 octobre 1886, p. 676.)

X., cinquante-cinq ans, blanchisseuse.

Amaigrissement considérable ; ictère ; troubles digestifs ; épanchement ascitique très développé, gênant la respiration.

Il se charge de la soigner, à condition qu'elle lui obéira ponctuellement ; son premier ordre fut l'abstention complète d'alcool.

Au bout d'une semaine, la respiration devint si difficile qu'il fait une première ponction, qui donna issue à un plein seau de liquide. Nouvelle ponction au bout de six semaines. Dans l'intervalle, la malade prenait de petites doses de calomel, qui détermina une salivation qu'on respecta.

Après la seconde ponction, le liquide ne se reproduisit plus. On cessa l'usage du mercure et, au bout de peu de jours, lorsque toute salivation eut disparu, on prescrivit l'acide chlorhydrique et les amers.

Retour de l'appétit, disparition de l'ictère, les forces revinrent et la malade prit de l'embonpoint.

OBSERVATION XI

Disparition de l'ascite à la suite d'une diurèse abondante dans un cas de cirrhose probable du foie, par M. Troisier, séance du 9 juillet 1886. *(Bulletin de la Société médicale des hôpitaux,* 1836, p. 327.)

X., cinquante-six ans, jardinier, entre à l'hôpital Saint-Antoine, le 27 mai 1886. C'est un alcoolisé ; il n'est point syphilitique et ne présente aucun signe de tuberculose.

Depuis quelques jours, il s'était aperçu que son ventre augmentait de volume, et que ses pieds s'œdématiaient. L'ascite était évidente, on obtenait la sensation de flot d'une façon très nette. Les veines superficielles des parties latérales de l'abdomen étaient appréciables à la vue et manifestement dilatées. Il n'y avait pas de troubles des fonctions digestives, l'appétit était conservé. Cependant, il y avait de l'amaigrissement, et le facies rappelait assez bien celui qu'on observe dans la cirrhose du foie. L'urine était rare, foncée, sédimenteuse ; elle ne contenait ni albumine, ni sucre, ni pigment biliaire. Pas de lésion cardiaque.

Dans les jours qui suivirent, l'ascite augmenta d'une façon assez rapide : le ventre se tuméfia de plus en plus ; la masse intestinale était refoulée vers la région sus-ombilicale ; il existait de la gêne respiratoire. On pouvait évaluer à 7 ou 8 litres la quantité de liquide épanché dans l'abdomen.

Le 1er juin, on constata que l'œdème des membres inférieurs avait un peu disparu : c'était un œdème mou, qui n'avait jamais dépassé les genoux.

Jusqu'alors le malade avait été purgé deux fois avec de l'eau-de-vie allemande, et on lui avait administré le calomel à doses fractionnées ; son alimentation se composait de quatre degrés.

Le 3 juin, on prescrivit le régime lacté exclusif (2 litres de lait) ; à partir de ce moment l'urine qui, la veille encore, était rare, devint très abondante. Le 4, la quantité émise s'élève à 3 litres ; le 5 et le 6, elle fut de 3 litres et demi ; le 8, de 2 litres ; le 9, de 3 litres et quart ; le 10, de 2 litres et demi.

En même temps, l'ascite diminuait d'une façon surprenante. A la date du

10 juin, on ne pouvait la constater que dans les parties déclives, en examinant le malade dans le décubitus latéral; le 25, elle avait complètement disparu ainsi que l'œdème des membres inférieurs. La diurèse cessa vers le 20; du reste, à ce moment, on cessa le régime lacté.

L'ascite ne s'est pas reproduite, et aujourd'hui le malade sent que ses forces reviennent; il prétend qu'il augmente de poids (il pèse 60 kilogrammes); son appétit reste excellent, et ses digestions sont parfaites.

Le foie paraît augmenté de volume. Il ne déborde pas les fausses côtes, et la matité hépatique ne dépasse pas sensiblement les limites normales (elle est de 9 centimètres au niveau de la ligne mamelonnaire; mais la région hypocondriaque est élargie dans son ensemble, et la mensuration, faite à la base du thorax, donne une différence de 4 centimètres en faveur du côté droit.

La rate est certainement hypertrophiée; il est facile de la délimiter : la matité splénique mesure 6 à 7 centimètres dans le sens vertical.

La dilatation des veines sous-cutanées abdominales a disparu.

OBSERVATION XII

Disparition de l'ascite dans le cours de la cirrhose alcoolique. Communication de M. Letulle à la Société médicale des hôpitaux, le 23 juillet 1886. (*Bulletin de la Société,* p. 312.)

X., cinquante ans, alcoolique avéré, légèrement athéromateux, est admis, à la fin de décembre 1885, se disant atteint de cirrhose du foie. En effet, en septembre dernier, trois mois avant son entrée, il avait été ponctionné à la Pitié, dans un service qu'il ne put désigner, pour une ascite considérable, 10 à 12 litres de liquide furent extraits en une seule séance, et l'on constata que le foie était petit et dur.

Actuellement, l'abdomen contient une quantité de liquide si peu considérable, qu'il faut le rechercher en mettant le malade à quatre pattes, afin de constater la matité périombilicale. Le foie est en effet petit (il mesure à peine 7 centimètres sur la ligne mamelonnaire), et son bord inférieur, facile à sentir sous les doigts, grâce à la grande laxité de la paroi, est d'une grande dureté. La rate ne mesure pas plus de 5 à 6 centimètres de matité. Les reins fonctionnent bien ; il existe même un certain degré de polyurie, que le malade met sur le compte du régime lacté qu'il a presque complètement suivi depuis trois mois. L'urée atteint de 15 à 22 grammes par jour.

Pendant les six mois qu'on a observé ce malade, on n'a constaté d'autre phénomène que la polyurie déjà signalée, entretenue sans doute par l'usage du lait. L'ascite a complètement disparu, si bien qu'au mois de juillet 1886, neuf mois après la paracentèse de l'abdomen, le malade était conservé plutôt par curiosité que par besoin d'un traitement.

Observation XIII

Curabilité de la cirrhose du foie. (Communication de M. Bucquoy à la
Société médicale des hôpitaux, le 10 décembre 1886. *Bulletin de la
Société,* 1886, p. 489.)

M. Bucquoy parle de trois malades chez lesquels il a vu la disparition
de l'ascite :

1º Un marchand de vins du voisinage de l'hôpital Cochin, alcoolique invétéré,
me fit appeler pour juger si la ponction abdominale pouvait être pratiquée sans
danger, par suite de l'état général alarmant et de la cachexie avancée. Jugeant
que cet homme n'avait plus que quelques jours à vivre, je le dissuadai de
recourir à la ponction. Or, six semaines après, il venait à la consultation, à
l'hôpital, complètement vidé. Pendant deux ans, on l'aperçut de temps en temps ;
et on put suivre la guérison apparente de sa cirrhose pendant plus de deux années.

2º Un autre malade de la ville, qui eut recours à l'homœopathie, parce qu'il
était découragé de n'obtenir aucune amélioration de sa maladie, consistant en une
cirrhose alcoolique des plus nettes avec ascite considérable, vit également les
accidents disparaître et son épanchement abdominal se résorber rapidement.

3º Chez un malade de ma clientèle, commerçant en vins, alcoolique renforcé,
arrivé à la période ultime d'une cirrhose atrophique, l'ascite qui avait un volume
énorme, disparut, et le malade guérit.

Observation XIV

Disparition de l'ascite dans la cirrhose alcoolique du foie. Troisier.
(Communication à la Société médicale des hôpitaux, 10 décembre 1886.
Bulletin de la Société, 1885, p. 487.)

X., soixante-huit ans, offre actuellement toutes les apparences de la santé.
Il est adressé par le docteur Séailles, qui a pratiqué sur lui 18 ponctions abdominales, du 28 janvier 1885 au 5 novembre de la même année. Ces 18 ponctions
ont donné issue à 165 litres 1/2 de liquide. La sérosité était citrine et limpide,
depuis la première jusqu'à la dernière ponction.

M. le docteur Séailles avait porté le diagnostic de cirrhose du foie, et voici
l'observation :

M. X. a cessé son travail le 24 décembre 1884. Depuis un mois environ, il se sentait malade, il avait peu d'appétit et il digérait mal, il s'affaiblissait. Bientôt le ventre augmenta de volume, et les jambes s'œdématièrent. L'ascite s'accrut rapidement, et, au bout d'un mois, la première ponction donnait 10 litres de liquide. La reproduction du liquide ne tarda pas à se faire, et on dut renouveler la ponction tous les 15 à 20 jours. Lorsque la ponction était faite, l'œdème des membres inférieurs disparaissait pour quelques jours. M. Séailles a pu constater que le foie débordait les fausses côtes de 4 à 5 centimètres; le bord antérieur était mince et tranchant, on pouvait le suivre depuis l'hypocondre droit jusque sous les fausses côtes gauches; le foie était donc un peu plus volumineux qu'à l'état normal.

Chaque ponction amenait du soulagement, mais l amaigrissement et l'état cachectique s'accentuaient de plus en plus, on voyait le malade dépérir de jour en jour.

Après la 18e ponction, qui fut faite onze mois environ après le début de la maladie, l'ascite se reproduisit comme après les ponctions précédentes, et l'on parlait déjà de faire une 19e ponction, quand l'urine, qui jusqu'alors était rare, épaisse et rouge, devint claire et abondante; cette diurèse dura plusieurs jours, et s'accompagna d'une résorption rapide de l'épanchement ascitique. La circonférence de l'abdomen tomba, en peu de jours, de 114 centimètres à 102. Cependant il resta une certaine quantité de liquide dans les parties déclives de la cavité abdominale; elle mit plusieurs mois à disparaître tout à fait. En même temps, le malade récupérait ses forces, il augmentait de poids et recouvrait la santé; depuis le mois de septembre dernier, il se considère comme absolument rétabli.

Son facies n'indique aucun état cachectique, l'appétit est bon et il n'y a aucun trouble gastro-intestinal; le ventre est souple, sans trace d'ascite, sans dilatation des veines sous-cutanées; la palpation n'y fait découvrir aucune tumeur. La matité hépatique mesure 11 centimètres sur la ligne axillaire et sur la ligne mamelonnaire; le bord antérieur du foie, toujours mince et tranchant, déborde les fausses côtes droites de 4 centimètres; on peut le suivre jusqu'au voisinage des fausses côtes gauches; sa face antérieure, qu'il est très facile de sentir sous la paroi abdominale, paraît lisse, le foie reste donc hypertrophié. La rate n'est pas appréciable à la palpation, et sa matité ne dépasse pas les dimensions normales. Il n'y a pas d'œdème des pieds; les battements du cœur ne sont pas altérés. L'urine est d'une coloration normale et d'une quantité régulière.

Cet homme n'avait jamais été malade antérieurement; il était très vigoureux et exerçait le métier de forgeron. Très sobre avant la guerre, il avait contracté, depuis 1870, l'habitude de prendre le matin deux ou trois verres de rhum; il buvait en moyenne deux litres de vin par jour. Il ne s'enivrait jamais.

Quand il tomba malade, il cessa de prendre toute boisson alcoolique, et, sur le conseil du docteur Séailles, il ne but que du lait. Depuis qu'il est rétabli, il n'a pas repris ses habitudes d'autrefois; il boit, aux repas, de la bière légère en petite quantité, et, dans l'intervalle des repas, un litre de lait.

OBSERVATION XV (résumée)

Lancereaux (*Académie de Médecine*, 30 août 1887, obs. VIII). *Cirrhose du foie, avec augmentation du volume du foie sans ictère. Ascite et purpura symétrique des deux jambes.*

C. (Charles), quarante-un ans, typographe, depuis l'âge de vingt ans, boit trois et quatre litres de vin ; il en a bu jusqu'à cinq ou six litres, mais dans ces derniers temps il ne pouvait plus supporter que deux à trois litres.

A la fin de 1886, il maigrit, perd l'appétit, en même temps que son ventre augmente ; il entre à l'hôpital le 16 janvier 1887. Abdomen volumineux, météorisé dans sa partie supérieure, ascite ; réseau veineux très développé.

Le foie mesure 24 centimètres au niveau de la ligne mamelonnaire, il dépasse le rebord costal de plusieurs travers de doigt, il est dur et inégal. Rate volumineuse. Urines colorées sans sucre ni albumine. Cœur et poumons intacts. Pas d'ictère. Purpura symétrique des deux jambes.

Régime lacté, iodure de potassium, douches.

Le 15 février, l'ascite et l'œdème des jambes ont disparu. L'amélioration continue ; le 6 juillet, plus d'ascite, ni d'œdème, ni de purpura. Le foie, quoique diminué de volume, dépasse encore de deux travers de doigt le rebord costal ; il mesure 29 centimètres au niveau de la ligne mamelonnaire.

Le malade est encore à l'hôpital actuellement, 30 août ; le foie dépasse à peine le rebord des fausses côtes.

OBSERVATION XVI (résumée)

Lancereaux (*Académie de Médecine*, 30 août 1887, obs. VII). *Cirrhose alcoolique. Ascite et œdème des membres inférieurs. Hernie épiploïque enflammée. Guérison.*

Aub. (André), forgeron, soixante-un ans, a passé comme soldat cinq ans en Afrique, où il a commencé à s'adonner à la boisson. Depuis, il boit du vin et souvent du vin blanc à jeun. Il avait un embonpoint énorme, au point qu'il pesait 206 livres.

Depuis trois mois, amaigrissement, tuméfaction du ventre, œdème des jambes. Il entre à la Pitié le 16 février 1887. Abdomen météorisé, réseau veineux manifeste, ascite, tuméfaction de la rate. Le foie dépasse le rebord costal de un à deux travers de doigt. Urines acides, sans sucre ni albumine. Cœur, poumons et cerveau sains.

Régime lacté, diurétiques, puis iodure de potassium.

Plusieurs épistaxis. Le 2 mai, diminution de l'ascite et disparition de l'œdème des jambes.

Inflammation d'une hernie ombilicale irréductible, qui cède bientôt par l'application de cataplasmes.

Le 1er juin, plus d'ascite ni d'œdème, urines sans sucre ni albumine.

Le 8 juillet, le malade, se trouvant très bien, demande sa sortie. Il n'existe plus d'ascite ni d'œdème des jambes. Le foie dépasse à peine le rebord costal, et la rate a notablement diminué de volume.

Observation XVII (résumée)

Lancereaux (*Académie de Médecine*, 30 août 1887, obs. vi). *Cirrhose alcoolique* (excès de vin). *Diarrhée. Ascite. Œdème des jambes. Amélioration sinon guérison totale.*

D. (François), cinquante et un ans, occupé à la culture des champignons, boit depuis l'âge de dix-huit ans, le matin surtout, du vin et quelquefois un petit verre de liqueur. Il a toujours joui d'une bonne santé.

En septembre 1869, amaigrissement, tuméfaction de l'abdomen et œdème des jambes. Il entre à l'hôpital de la Charité, le 3 novembre 1869. A l'examen, réseau veineux très développé, ascite manifeste, œdème des extrémités. Foie petit, rate volumineuse; rien aux organes thoraciques; urines rares et colorées.

Régime lacté, douches, puis iodure de potassium.

A la fin de décembre, diminution de l'ascite, ventre moins tuméfié. Le 9 janvier 1870, le malade sort dans un état satisfaisant. Il n'a pas été revu.

Observation XVIII (résumée)

Lancereaux (*Académie de Médecine*, 30 août 1887, obs. v). *Cirrhose alcoolique. Ascite. Guérison.*

Q. (L.), né à Carignan, depuis l'âge de dix-huit ans boit plusieurs verres d'eau-de-vie, et 3 à 4 litres de vin par jour.

A vingt-huit ans, il contracte un ictère; à trente-trois ans, amaigrissement; un an plus tard, perte des forces, tuméfaction de l'abdomen, œdème des jambes.

Le 8 mai 1886, admis à l'Hôtel-Dieu, il présentait météorisme, ascite, diminution du volume du foie, rate hypertrophiée, amaigrissement, sécheresse de la peau, en un mot tous les signes de la cirrhose alcoolique.

Traitement par l'hydrothérapie, l'opium et le lait. Au bout d'un mois, diminution puis disparition de l'ascite; retour des forces et de l'embonpoint. Deux mois et demi après son entrée, il quittait l'hôpital, n'ayant ni œdème, ni ascite, avec un embonpoint convenable.

OBSERVATION XIX (résumée)

Lancereaux (*Académie de Médecine*, 30 août 1887, obs. iv). *Cirrhose alcoolique. Excès de vin. Météorisme et ascite. Guérison.*

Bonnel. (François), trente-huit ans, garçon charbonnier, fait des excès de
vin depuis l'âge de vingt ans. Il boit aussi quelques verres de vulnéraire. Il
présente tous les symptômes de l'alcoolisme.

Au mois de janvier 1834, il s'aperçoit que son ventre devient volumineux, et
après un séjour de deux mois dans un établisssement hospitalier, il sort très
amélioré.

Un mois plus tard, la tuméfaction de l'abdomen réapparaît, il entre à la Pitié,
le 20 mars 1884. Très amaigri; abdomen météorisé, contient un peu d'ascite; le
foie s'étend à quatre travers de doigt au-dessous du rebord costal; rate augmentée de volume. Urines rares, colorées, sans sucre ni albumine. Rien aux
poumons ni au cœur.

Régime lacté, iodure de potassium, hydrothérapie.

A partir du 8 avril, disparition des symptômes. Le 25 avril, le foie et la rate
sont moins volumineux; le foie ne déborde plus que de deux travers de doigt.

Le 13 mai, le malade exige sa sortie. Son foie a encore diminué de volume,
l'abdomen est normal; l'appétit est bon, et l'embonpoint tend à revenir.

OBSERVATION XX (résumée)

Lancereaux (*Académie de Médecine*, 30 août 1887, obs. iii).

Gr. (Jean), cinquante-deux ans, maçon, puis employé dans un débit de vin,
boit, depuis dix ans, trois à six litres de vin par jour et un petit verre d'alcool.

Admis à la Pitié le 11 avril 1882, parce qu'il dépérit et que son ventre
prend des proportions considérables.

Dilatation des veines sous-cutanées abdominales, ascite; pas de développement
anormal du foie, qui est cependant dur et douloureux.

Rien dans les organes thoraciques; les urines ne renferment ni sucre ni
albumine.

Régime lacté, 2 grammes d'iodure de potassium.

A partir du 25 avril, diarrhée, disparition de l'ascite, puis le ventre diminue
de volume; amélioration progressive, et, le 11 juillet, le malade, n'ayant ni ascite,
ni météorisme, ni diarrhée, demande sa sortie.

Observation XXI

Communiquée par le Dr Fritz, médecin de l'hôpital de l'Isle-Adam (Seine-et-Oise).

15 février 1888. — J'observe depuis six mois un homme de trente-deux ans, qui a été tour à tour commis-voyageur en vins, cuisinier et enfin cabaretier. C'est un alcoolique renforcé. Il était atteint, quand j'ai été appelé auprès de lui, d'une hypertrophie énorme du foie qui remplissait une grande partie de l'abdomen, avec ictère et ascite prononcée. Il souffre de son foie depuis plusieurs années déjà, et de temps en temps de douleurs hépatiques qui surviennent toujours à la suite d'un excès qui se renouvelle tous les 8 ou 15 jours.

Je l'ai mis au régime lacté exclusif, 2 grammes d'iodure par jour, et j'ai posé sur le foie quatre énormes cautères, qui ont donné lieu à une suppuration abondante ; au bout de six semaines, plus de trace d'ascite, l'ictère avait disparu ; le foie ne dépassait plus le rebord des côtes que de deux ou trois travers de doigt, il avait certainement diminué de plus de moitié.

Le malade suivit strictement le régime pendant deux mois ; se sentant guéri, il a recommencé ses excès : l'ascite, l'ictère, le gros foie, tout est revenu, et il est à craindre que l'amélioration obtenue une première fois ne puisse être réalisée à nouveau.

Observation XXII

Alcoolisme. Ascite. Cirrhose atrophique. Disparition de l'ascite spontanément. Traitement par l'iodure de potassium et le régime lacté.
(Communiquée par M. le Dr Humbert Mollière, médecin des hôpitaux, et recueillie par M. Cuilleret, interne du service.)

B. (Jean-Baptiste), cinquante et un ans, cordonnier, entre le 3 janvier 1888, salle Saint-Jean, n° 18, service de M. Mollière.

Rien à noter du côté de l'hérédité. Son père est mort à soixante-treize ans, d'une fluxion de poitrine ; sa mère a succombé encore jeune à une maladie indéterminée. Il a une sœur mariée, mère de famille, bien portante.

Aucun antécédent pathologique : sa santé aurait toujours été excellente ; cependant, il y a dix ans, il eut brusquement de l'œdème occupant les deux membres inférieurs et les organes génitaux, et qui dura quinze jours. Il ne se rappelle pas, à ce moment-là, d'avoir eu ni douleurs lombaires, ni diminution dans la quantité des urines.

21

C'est un alcoolique avéré; des renseignements indirects nous ont édifiés à ce sujet. Pas de syphilis, ni de rhumatisme, ni d'impaludisme. Il n'a jamais eu de bronchites prolongées, ni d'hémoptysie, ni d'hématémèse, ni d'entérorragies. Jamais d'ictère.

Au mois de décembre dernier, époque à laquelle le malade fait remonter sa maladie, il a bu pendant plusieurs jours un vin blanc de mauvaise qualité. Depuis, il a été pris de diarrhée qui dure encore actuellement, de perte d'appétit, et son état général est devenu mauvais. Il y a un mois environ qu'il a commencé à maigrir, et il y a trois semaines que l'ascite a pris d'énormes proportions. Il n'a jamais eu de douleurs au creux épigastrique; pas de vomissements.

Actuellement, cachexie, amaigrissement très prononcé, athérome généralisé. Perte complète des forces depuis quinze jours surtout.

L'abdomen est tendu, ballonné, et renferme un épanchement abondant. Réseau veineux supplémentaire très développé sur la paroi antérieure du thorax. Sensation de flot; matité qui se déplace, etc. Impossible de sentir le bord du foie; par la percussion, on constate que la matité hépatique atteint le cinquième espace intercostal droit, et s'étend à deux travers de doigt au-dessous du rebord des fausses côtes.

La matité splénique est plus étendue qu'à l'état normal; elle est perçue sur une hauteur de 15 centimètres, à partir du sixième espace intercostal.

Troubles digestifs assez accusés, anorexie, rarement des vomissements, diarrhée assez abondante, matières à la fois séreuses et noirâtres.

Rien du côté du cœur, sauf un peu de tachycardie. P = 109. Aux poumons, signes d'emphysème, surtout du côté gauche, dans les deux tiers supérieurs; partout ailleurs, respiration normale.

Aucune trace d'œdème sur tout le corps.

Les urines renferment un très petit disque d'albumine.

Traitement. — Lait, iodure de potassium : 5 gr.

2 février. — Diminution notable de la diarrhée, l'appétit est revenu, pas de vomissements.

17 février. — L'ascite a rétrocédé d'une façon sensible; on peut déprimer aisément la paroi abdominale, mais il est impossible, même pendant de fortes inspirations, d'arriver à sentir le rebord du foie.

Les selles sont devenues presque régulières; de temps à autre, encore un peu de diarrhée. Les urines renferment encore de l'albumine.

20 avril. — Amélioration persistante du côté des fonctions gastro-intestinales. La diarrhée a complètement disparu, l'ascite diminue toujours, le réseau veineux sous-cutané est peu développé, l'appétit est rétabli, aucune hémorragie, pas d'ictère, pas d'œdème.

21 avril. — Le malade sort dans un état relativement satisfaisant, quoique l'amaigrissement ait persisté. Toutefois, il se sent bien, prétend que ses forces sont revenues, et se dit guéri.

Observation XXIII

*Augmentation du volume du foie et de la rate, suite d'excès de boisson.
Ascite. Diète lactée. Purgatifs répétés. Guérison.* (Communiquée par
M. le docteur Dupuis, de Cuisery (Saône-et-Loire.)

X., vingt-un ans, jeune homme très robuste, sans aucun antécédent héréditaire,
n'a jamais fait de maladie antérieure ayant eu quelque gravité.

Rien d'intéressant à noter jusqu'à la fin de l'année 1887. J'ai l'occasion de le
voir pendant les vacances, en août et septembre; il ne se plaint pas et n'appelle
mon attention que sur des granulations pharyngées qui le font tousser et qui
sont rapidement améliorées par le sulfureux Pouillet.

Au mois d'octobre, M. X. retourne à Lille, et là, sans faire d'excès véritable,
il avoue avoir bu beaucoup de bière, boisson à laquelle il était peu habitué,
puis beaucoup de café et pas mal de thé, de temps en temps un petit verre de
cognac; il fait peu d'exercice; bientôt il a des accès de fièvre; son foie devient
volumineux; le ventre augmente; œdème des parois; le médecin constate un
peu d'ascite.

C'est alors que le malade se décide à venir dans sa famille. Le diagnostic des
médecins qui l'ont vu à Lille est celui-ci : pour l'un, cirrhose hypertrophique,
probablement de cause paludéenne, mais pouvant être causée par le régime plus
excitant auquel le malade est soumis depuis quelques mois; pour l'autre, cirrhose
hypertrophique alcoolique.

Traitement. — Diète lactée, quelques diurétiques, révulsifs (vésicatoires) sur
la région du foie, et, si cela ne suffit pas, iodure de potassium.

A son arrivée ici (3 janvier 1888), X. présente les symptômes suivants : ventre
énorme, œdème considérable des parois, épanchement assez abondant; le foie,
très gros, difficile à délimiter, dépasse certainement les fausses côtes de la
largeur de la main et remonte jusqu'à la troisième côte; le poumon est fortement refoulé; le champ respiratoire est notablement diminué; la pointe du cœur
bat au niveau du sein gauche.

La température rectale est normale; on note une différence d'un 1/2 degré
entre la température prise au niveau du foie et celle prise du côté opposé.
Sécheresse de la peau, état général excellent, appétit conservé, quelques douleurs
au niveau du foie.

Examen des urines : pas de sucre ni d'albumine, phosphate en grande
quantité; urée, 16 grammes pour environ 3/4 de litre; elles sont épaisses et
très colorées.

Diète lactée, vésicatoire au niveau du foie.

Le lait est mal supporté; le malade a faim et réclame instamment un autre
régime; l'épanchement augmente; le malade peut à peine marcher; il dort bien; il

ressent une vive douleur au niveau de la région inguinale gauche et de la région lombaire.

M. le professeur Bondet, appelé sur ma demande, constate l'abondance de l'épanchement. La mensuration donne au niveau du mamelon = 100, de l'ombilic = 104 des dernières fausses côtes = 102. Le cœur est un peu déplacé; les poumons sont comprimés; le foie n'est plus perçu en bas, mais en haut il remonte jusqu'à la troisième côte.

La ponction paraît indiquée, mais le malade respire assez bien; le cœur bat convenablement, et M. Bondet, après avoir porté le diagnostic de cirrhose alcoolique, conseille le traitement suivant : pointes de feu sur la région du foie, iodure de potassium, rhubarbe et calomel; petit vin blanc diurétique, eau de Vals, vin phosphaté; suppression du régime lacté qui est mal supporté; viandes grillées et œufs.

Pendant deux semaines environ, l'état du malade reste stationnaire; un jour même je fus sur le point de faire la ponction, le malade se plaignant d'être oppressé et d'avoir une toux sèche, continuelle, qui le fatiguait et l'empêchait de dormir (12 et 13 janvier).

Ces symptômes ne durèrent pas; au contraire, ils marquèrent le début de l'amélioration; le ventre se mit à diminuer, et en quelques jours nous avions 90 centimètres au lieu de 100 comme tour de taille. Bientôt l'on put sentir nettement le bord inférieur du foie à trois travers de doigt au-dessous des fausses côtes; et enfin, au mois de mars, le foie avait à peu de chose près ses dimensions normales, le cœur reprenait sa place et, sauf quelques douleurs dans la région hépatique, le malade ne nous signalait aucun malaise.

Jamais, même pendant cette période de diminution de l'ascite, l'urine ne fut abondante; mesurée chaque jour, elle n'a jamais dépassé 1,400 centimètres cubes, mais les purgatifs réitérés ont amené des selles abondantes; l'iodure continué pendant quatre mois, à la dose de 1 à 2 grammes, n'a provoqué une légère éruption que ces derniers jours.

M. le professeur Bondet a vu le malade, il y a quelques semaines; il a trouvé le foie normal, quant à ses dimensions, et n'a constaté qu'une légère dilatation de l'estomac.

TROISIÈME CATÉGORIE

Cas de disparition de l'ascite chez des sujets qui ont survécu et ont été suivis pendant un temps variable.

OBSERVATION XXIV

Guérison d'une hydropisie ascite avec induration du foie, par le docteur Wetzler. (*Archives de médecine,* 1827.)

Un Juif, âgé de 64 ans, petit, maigre, à peau basanée, *adonné à l'eau-de-vie* n'ayant jamais été sérieusement malade, fut affecté en juin 1810 d'une hydropisie ascite. Un chirurgien le traita pendant 8 jours sans aucun succès. Le Dr Wetzler, appelé alors, trouva le ventre extrêmement distendu, très fluctuant et les pieds très œdémateux ; il y avait de l'orthopnée ; le pouls donnait plus de 100 pulsations par minute ; l'urine était brunâtre, trouble, peu abondante. Le malade était près de périr de suffocation ; il n'y avait qu'une cure héroïque qui pouvait encore le sauver. On prescrit donc 12 poudres de calomel, chacune de 3 grains ; le malade en prit deux le premier jour, trois le second et quatre le troisième. En outre, il se pratiquait deux fois par jour des frictions dans l'hypocondre droit avec un gros d'onguent mercuriel ; pour boisson, il eut une décoction d'herbes diurétiques. Dès le deuxième jour, l'urine commença à couler abondamment, mais le quatrième, quand le malade eut pris huit poudres, il y eut déjà un commencement de salivation. Le sixième jour, l'hydropisie avait totalement disparu, du moins quant aux signes extérieurs. L'induration du foie n'avait pu être reconnue dans le principe, à cause de la distension du ventre, mais alors on pouvait facilement se convaincre de son existence en explorant l'hypocondre ; la respiration était devenue tout à fait libre ; la salivation se porta à un haut degré et dura pendant 15 jours ; elle fut d'abord combattue par des purgatifs, puis par des toniques. Une infusion de sauge avec du miel rosat et de la teinture de myrrhe se montra très efficace contre les ulcérations qui s'étaient formées dans la bouche. Après trois semaines de traitement, le malade était parfaitement rétabli ; un léger gonflement du foie qui existait encore se dissipa par la suite, car, le docteur Wetzler n'en trouvait plus aucune trace, lorsque deux années après il eut occasion de revoir cet individu pour le traiter d'une fièvre intermittente ; à en croire son assertion, il avait abandonné l'habitude de prendre de l'eau-de-vie.

Observation XXV (résumée)

*Cirrhose du foie, ascite; plusieurs ponctions de l'abdomen, récidives
rapides de l'ascite. Traitement par la gomme-gutte à haute dose.
Arrêt de l'hydropisie péritonéale. (Obs. xiii de Leudet. Clinique médicale de l'Hôtel-Dieu de Rouen, 1874.)*

G. (Clément), cinquante-trois ans, marchand de vins, boit des quantités considérables de vin; il entre, en avril 1853, à l'hôpital de la Charité. Pas de syphilis.

Début de l'affection, il y a six mois. Actuellement, amaigrissement, ventre
volumineux, ascite, réseau veineux très développé. Rien au cœur.

Première ponction, le 8 avril; deuxième ponction, le 26 avril; troisième
ponction, le 10 mai. Reproduction de l'ascite et administration de gomme-gutte;
diminution graduelle de l'ascite.

Pendant le reste de l'année 1853 et jusqu'en juillet 1855, j'ai revu plusieurs
fois G. L'ascite avait complètement disparu; les veines sous-cutanées étaient
demeurées un peu volumineuses; G. avait beaucoup maigri; il avait retrouvé
une partie de son appétit.

Observation XXVI

Leudet. (*Congrès de Montpellier*, août 1879.)

M. (T.), cinquante ans, commissionnaire, habitudes alcooliques depuis longtemps.
Sa consommation journalière consiste en beaucoup de petits verres d'eau-de-vie,
de la bière et du bitter.

Troubles digestifs, pituites matinales depuis longtemps. Dans l'été de 1877,
augmentation du volume du ventre et douleur. Urines rares, sédimenteuses, sans
albumine.

Le 8 octobre 1877, on constate tous les signes d'une ascite; la limite inférieure
du foie ne peut être sentie. Diète lactée, eau de Vichy. En présence de l'augmentation du volume du ventre, ponction le 25 octobre, et issue de 12 litres de
liquide.

Urines peu abondantes, sédimenteuses; reproduction de l'ascite; rien au cœur;
intégrité des fonctions digestives; lait, gomme-gutte.

L'ascite, restée stationnaire pendant les mois de janvier et de février, diminue
en mars 1878. Le malade reprend ses occupations à cette époque; le foie et la
rate ne sont pas volumineux, mais le ventre est parfois un peu douloureux
spontanément et à la pression. La guérison ne s'est pas démentie jusqu'à ce
jour.

Observation XXVII (résumée)

Murchison. (*Leçons cliniques sur les maladies du foie*, p. 148, obs. LI). *Foie gras et cirrhotique par cause alcoolique (et tellurique?). Ascite considérable. Paracentèse. Rétablissement.*

M. L., trente-cinq ans, adonné aux spiritueux, présentait le 5 janvier 1873 tous les symptômes d'une cirrhose, dont le début datait du mois de juin 1872. Insuccès des diurétiques. Ponction le 5 mars, et à partir du 30 mai 1873, l'hydropisie ne se reproduit plus. Revu le 11 juin 1875 en parfait état de santé, et avec un foie de volume normal.

Observation XXVIII (résumée)

Murchison (*oedem loco*, obs. LII).

Foie gros et cirrhotique. Ascite. Heureux effets du traitement.

N., quarante ans, adonné à l'eau-de-vie; malade depuis novembre 1872; ascite; hypertrophie, de la rate; pilule bleue, scille, digitale; plusieurs saisons à Hombourg, et, le 14 juillet 1875, il était en bonne santé. Revu en janvier 1877 ; a repris de l'embonpoint; le foie est plus petit.

Observation XXIX

Cirrhose du foie. Ascite. Douze ponctions. Guérison
Lithgow. (Lancet, 6 mai 1882.)

J. (E.), entre cinquante et soixante ans, boit depuis longtemps du wiskey et du sherry. Sans être ivrogne, on peut le considérer comme alcoolique, car, chaque jour, il en absorbe une quantité considérable.

Il a toujours joui d'une bonne santé, sauf qu'il a présenté quelques attaques bilieuses.

Au mois de mai 1877, il éprouvait des troubles dyspeptiques variés, et ressentit une douleur dans la région du foie ; en même temps, il devint ictérique ; mais cette crise céda bientôt au traitement.

Au mois de novembre de la même année, on voit se développer chez lui tous les symptômes d'une maladie de foie avec ascite ; du 24 décembre au 30 mai 1878, on lui pratiqua douze ponctions, pendant qu'il suivait un traitement à l'iodure de potassium. Après la douzième ponction, l'épanchement ne se reforma plus, et l'amélioration qui s'établit alors persista, si bien qu'au mois d'août 1878, le malade, se croyant guéri, a repris ses occupations.

En janvier 1882, le malade se porte bien depuis trois ans ; actuellement, il a repris ses anciennes habitudes, et les accidents hépatiques ont récidivé.

OBSERVATION XXX

Cirrhose atrophique. Ascite. Douze ponctions. Amélioration. Recueillie par M. Florand. (Thèse de Ribeton, Paris, 1885.)

Le nommé V., trente-huit ans, infirmier, entre à l'hôpital Necker, service de M. Rigal, le 29 mai 1883.

Il n'y a rien de particulier à noter dans ses antécédents héréditaires. Antécédents personnels : rien à signaler dans l'enfance et la jeunesse ; pas de maladie grave antérieure, pas traces de syphilis ; symptômes avérés d'alcoolisme durant depuis longtemps à ce qu'il avoue. Insomnie : son sommeil est troublé par des cauchemars fréquents ; le matin, il a la pituite ; léger tremblement des mains ; absorbe chaque jour une quantité de boissons assez considérable.

Le début de la maladie remonterait à six mois environ avant son entrée à l'hôpital ; elle aurait débuté par l'exagération de ses troubles gastriques habituels.

Bientôt il remarqua un certain endolorissement dans l'hypocondre droit et une augmentation du volume de son ventre ; perte de forces et amaigrissement ; urines diminuées de quantité et coloration rouge brique ; ni ictère, ni hémorragie.

Actuellement, ventre volumineux, fluctuation manifeste ; œdème des membres inférieurs ; intégrité de toute la partie du corps située au-dessus du diaphragme ; gêne de la respiration ; cœur normal.

11 juin. — Première ponction donnant 8 litres d'un liquide clair et citrin. Du 30 juin au 1er octobre 1883, huit autres ponctions donnant de 9 à 14 litres de ce liquide.

Le liquide ne se reproduit que très lentement ; la dixième ponction n'est faite que le 9 mai 1884 ; 7 litres ; le 3 juin et le 12 juin, deux autres ponctions donnent 3 et 4 litres de liquide rougeâtre.

En avril 1885, son abdomen contient encore une certaine quantité de liquide, mais ne semblant pas augmenter. Ventre ballonné, mais assez souple pour permettre l'exploration ; foie petit, rebord mousse et irrégulier ; rate volumineuse, vergétures sur l'abdomen.

Dilatation très marquée des veines sous-cutanées abdominales ; urines un peu rougeâtres, sans albumine, de 800 à 1,000 grammes par jour.

Etat général bon ; forces conservées.

Jusqu'à ce jour, l'état du malade est resté absolument le même. Rien ne semble indiquer une recrudescence des phénomènes morbides.

Observation XXXI

Thèse de Coutray de Pradel. (Paris, 1885-86, obs. i). Cirrhose atrophique du foie. Ascite. Guérison sans ponction.

P. (Charles), cinquante-deux ans, entré le 20 mars 1886, service de M. Hanot, salle Axenfeld. Excès alcooliques.

En décembre 1882, soigné par M. Landouzy pour une cirrhose atrophique avec ascite. Il sortait le 16 février 1883, et au bout d'un mois reprenait son travail.

Depuis, il a cessé complètement tout excès alcoolique. Actuellement, le foie ne déborde pas les fausses côtes, il est petit; les urines sont claires, pas d'ascite.

Il est entré pour un embarras gastrique fébrile, et il sort guéri le 8 avril.

Observation XXXII

Thèse de Coutray de Pradel. (Paris, 1885-86, obs. iv.) Cirrhose probable. Ascite guérie une première fois après une ponction, une seconde fois sans ponction.

S. (Joseph), menuisier, cinquante-sept ans, entre le 17 mars 1886, service de M. Letulle, à l'Hôtel-Dieu (annexe).

Pas d'antécédent héréditaire, pas de syphilis, bonne santé jusque il y a deux ans.

Il n'a jamais fait beaucoup d'excès alcooliques, mais, avant de tomber malade, pendant six mois, ayant perdu l'appétit et étant dégoûté de la viande, il se faisait tous les jours de grandes soupes au vin pour se soutenir.

Début de la maladie en septembre 1884; depuis cinq ou six mois, troubles digestifs. En juillet 1885, tuméfaction de l'abdomen, et œdème des membres inférieurs. Séjour dans le service du Dr Siredey, qui reconnut une cirrhose et fit une ponction en août 1885, malgré la diète lactée et l'iodure de potassium.

Le 8 janvier 1886, il sortit du service le ventre absolument désenflé, mais l'ascite reparut à la fin du mois.

Entre le 17 mars 1886. Abdomen volumineux, urines non rouges.

Diète lactée, iodure de potassium, pointes de feu et vésicatoire sur l'abdomen. L'ascite disparut sans ponction.

État actuel, 2 juillet 1886. — Ventre souple, on détermine un peu de douleur en pressant sur la paroi abdominale. Un peu d'ascite.

Le foie paraît petit; un peu de matité dans la région splénique. Rien au cœur ni aux poumons

OBSERVATION XXXIII

Curabilité de la cirrhose du foie. (Dr Fritz, *Gazette hebdomadaire*, 1886,
p. 590.)

Mᵐᵉ C., quarante-trois ans, malade depuis plusieurs mois, a été traitée pour
une cirrhose du foie par les médecins qu'elle avait vus antérieurement. Elle a été
marchande de vins, mais tellement adonnée aux boissons alcooliques, que le
mari dut céder son commerce et vint se fixer à la campagne, avec l'espoir qu'un
changement de milieu modifierait les funestes habitudes de sa femme. Mᵐᵉ C.
continua à faire une énorme consommation d'eau-de-vie et de vin; aussi, depuis
longtemps, perte de l'appétit, pituites, vomissements.

Au moment de l'examen (juin 1835), elle présente un amaigrissement considérable, un teint terreux, une inappétence absolue et des vomissements; le lait
seul est toléré; l'abdomen est volumineux, ascite. Douleur obtuse dans la région
hépatique, sans qu'on puisse sentir le foie sous les côtes. Dilatation des veines
sous-cutanées abdominales, pas d'œdème des membres inférieurs, pas d'albumine dans l'urine.

Le Dr Fritz porte le diagnostic de cirrhose alcoolique du foie avec ascite consécutive.

Traitement. — Régime lacté, eau de Vichy, iodure de potassium.

L'épanchement continuant, une ponction faite le 20 juillet donne issue à
13 litres de liquide. Le 16 août, nouvelle ponction de 14 litres de liquide; mais
l'épanchement reparaît, la malade présente de l'œdème des membres inférieurs,
les urines contiennent de l'albumine.

Le 26 août, la malade éprouve une grande faiblesse, elle présente un degré
très marqué d'émaciation; on lui prescrit de la strychnine et une dose double
d'iodure de potassium.

Le 23 août, diurèse abondante, disparition de l'ascite, réveil de l'appétit, et,
à la fin de septembre, la malade se considérait guérie.

Depuis cette époque (septembre 1835), sa santé est excellente, ses fonctions
digestives sont normales; la malade a repris de l'embonpoint, mais elle a renoncé
à ses anciennes habitudes.

15 février 1888. — M. le Dr Fritz, à qui nous avons demandé des
nouvelles de Mᵐᵉ C., a bien voulu nous répondre qu'il vient de voir cette malade. Elle continue à se porter très bien et a absolument rompu avec ses habitudes alcooliques. Mᵐᵉ C. buvait surtout de l'eau-de-vie, de cette eau-de-vie
que les marchands de vin vendent sous le nom de cognac, mais qui n'a du cognac
que le nom, car c'est de l'eau-de-vie de grains ou de betteraves. Elle en prenait
par petits verres tout le long de la journée. Au dire de ses voisins, elle avalait
bien 1 demi-litre d'eau-de-vie par jour, outre le vin et la bière qu'elle absor-
bait abondamment.

Observation XXXIV (résumée)

Note sur deux cas de cirrhose (Gooding, *Brislish med. journ.*, 1886,
p. 676.)

X., soixante ans, débitant ; ce n'était pas un ivrogne, mais il avait l'habitude
de boire du sherry à son dîner, et du whiskey à son souper. A différentes reprises,
il se plaigoit de douleur dans l'hypocondre droit et de troubles digestifs, en même
temps qu'il présentait une teinte ictérique prononcée.

Puis l'ictère s'accentua, l'appétit disparut et il devint très amaigri. Il refusa
de supprimer les boissons, mais consentit à réduire leur quantité ; il n'y eut
aucun progrès, et au bout de plusieurs mois, malgré l'usage de stimulants, il
devint encore plus émacié ; il n'y avait pas d'ascite.

A la suite d'une consultation avec un médecin de Londres, qui reconnut l'exactitude du diagnostic, on lui conseilla du chlorhydrate d'ammoniaque. Au bout de
trois semaines, un médecin, croyant voir une cirrhose à marche fatale, crut
devoir lui permettre des boissons spiritueuses. Je fus indigné de ces conseils,
et lui écrivis de prendre des doses croissantes d'acide chlorhydrique nitreux.

Au bout de quelques semaines, le malade présenta une amélioration qui
s'accrut progressivement jusqu'à guérison complète. Actuellement, trois ans
après, c'est un vieillard plein de santé.

Observation XXXV

Disparition de l'ascite dans la cirrhose alcoolique. (Communication de
M. Féréol à la Société médicale des hôpitaux, le 9 juillet 1886, *Bulletin de
la Société,* 1886, p. 329.)

J'ai eu dernièrement dans mon service un homme alcoolique avéré, atteint de
cirrhose avec ascite considérable, qui nécessita deux fois la paracentèse abdominale. Ce malade était arrivé à un état de cachexie avancée, et je m'attendais
à le voir succomber rapidement ; mais après la seconde ponction, le liquide
ne se reproduisit pas, l'état général devint meilleur et la guérison parut
complète.

Quelque temps après, cet individu présente tous les symptômes d'une pleurésie avec épanchement, et la thoracentèse, qui ne tarde pas à devenir nécessaire, donna issue à 1 litre et demi environ d'un liquide hématique rouge foncé,
presque noirâtre, mais transparent ; ce liquide renfermait peu d'hématies, mais

une notable proportion d'hématoïdine cristallisée. Je dus faire une seconde ponction au bout d'un certain temps, et cette opération fut suivie de l'assèchement de la plèvre ; le liquide ne se reproduisit pas.

Voilà plusieurs mois que je suis ce malade, il a quitté mon service, mais revient de temps à autre pour me permettre de l'examiner ; il reste certainement amaigri, mais il conserve une santé satisfaisante, et l'on peut le regarder comme guéri, du moins en apparence.

Séance du 14 janvier 1887. — Cet homme, s'il ne présente pas un aspect bien robuste, est cependant en état de santé satisfaisant, on peut le considérer comme guéri. Son foie reste diminué de volume, et la dernière ponction date aujourd'hui de dix-huit mois.

Cet individu est bien portant, il a repris ses occupations ; j'espère, ainsi qu'il l'affirme d'ailleurs, qu'il n'a pas, en même temps, repris ses habitudes alcooliques d'autrefois.

Observation XXXVI

Disparition de l'ascite dans la cirrhose. (Communication de M. Legroux à la Société médicale des hôpitaux. *Bulletin de la Société*, 1887, p. 330, séance du 9 juillet 1886.)

X., ancien diabétique, atteint depuis deux ans et demi d'ascite avec diminution considérable de la matité hépatique. Il semble présenter une suspension momentanée des troubles circulatoires de la veine porte, sous l'influence prolongée du régime lacté, des purgatifs drastiques et des décharges opérées l'année dernière par six ponctions, dont chacune a fourni de 10 à 14 litres de sérosité limpide. Ce malade, qui pendant sa prospérité diabétique n'a pas pesé moins de 300 livres, dont la taille d'ailleurs était en rapport avec son énorme corpulence, buvait dans des proportions étranges et supportait des doses de boissons alcooliques véritablement colossales. Il m'a dit avoir pu, sans arriver à l'ébriété complète, boire cinquante demi-bouteilles de vin de Bordeaux en une nuit d'orgie. En temps ordinaire, il ne consommait pas moins de deux bouteilles de vin par repas et buvait le soir force petits verres, qu'il noyait ensuite dans dix à quatorze chopes de bière. Le diabète durait depuis longtemps et semblait ne pas altérer ses forces, lorsque, à la fin de 1884, le ventre, déjà énorme, commença à enfler ainsi que les jambes. Les urines devinrent peu après albumineuses. Le foie se rétracta, et, au bout de peu de temps, je dus faire une première ponction, le 28 février 1885.

Le régime du lait (4 à 5 litres par jour), les purgatifs, les sudations, et d'autres parencentèses de l'abdomen amenèrent une amélioration telle, que le malade put se croire, à la fin de 1885 et pendant les premiers mois de 1886, en voie de guérison. L'ascite ne se reproduisit pas, ou tout au moins resta dans des limites plus minimes, le sucre disparut des urines, l'albumine diminua considérablement. Si bien que M. L. reprit en partie ses occupations. Le foie n'avait plus alors qu'une matité de 6 à 7 centimètres.

Depuis six semaines, l'ascite toutefois reparaît et nécessitera une nouvelle ponction. .

Observation XXXVII

Disparition de l'ascite dans le cours de la cirrhose alcoolique. La cirrhose alcoolique est-elle curable? (Communication de M. Troisier à la Société médicale des hôpitaux, le 23 juillet 1886. *Bulletin,* p. 338.)

M. X., quarante ans, cafetier, était malade depuis trois semaines environ, lorsque M. le Dr Descout le vit pour la première fois, en février 1834.

Les principaux symptômes qui caractérisaient son affection étaient : une ascite considérable, de l'œdème des pieds et des jambes, de l'ictère. Les urines étaient rares et foncées : elles ne contenaient ni sucre, ni albumine. Le cœur était sain : l'abondance de l'épanchement ne permettait pas de se rendre compte de l'état du foie. Cependant, il ne pouvait y avoir doute, l'ensemble clinique était celui de la cirrhose atrophique du foie. D'ailleurs, M. X. s'était adonné depuis fort longtemps aux boissons alcooliques : bière, vermouth et vins fins. Il n'est pas syphilitique.

Il apprit à M. Descout qu'il avait eu, quatre ans auparavant, les mêmes accidents : ascite, œdème des membres inférieurs, ictère et que cette maladie avait disparu après six mois de durée. Il était resté sobre pendant deux ans, mais depuis dix-huit mois, il avait recommencé ses excès. Traitement : drastiques, diurétiques, régime lacté.

Pendant quatre mois, l'état resta à peu près stationnaire : l'ascite qui, dès le début, avait été abondante, n'augmenta pas notablement. C'est alors que M. X., très justement tourmenté de sa situation, demanda en consultation M. Vulpian. Celui-ci porta le pronostic le plus grave. Ces jours-ci, je lui ai rappelé ce malade et il m'a dit qu'il le considérait alors (fin mai 1884), comme arrivé à la dernière période de la cirrhose.

Peu de temps après cette consultation, M. X. prévint M. Descout qu'il partait pour la campagne et il ne lui donna plus de ses nouvelles. M. Descout avait tout lieu de supposer que son client était mort, quand il le vit revenir dans son cabinet en novembre 1885, un an et demi après la consultation. Je vous laisse à penser quelle fut sa surprise.

L'ascite avait disparu spontanément, et la santé paraissait rétablie depuis deux mois environ. M. X. est encore vivant et bien portant; il dirige toujours un café situé sur l'un des boulevards de Paris, mais il ne commet plus aucun excès alcoolique.

Observation XXXVIII

Disparition de l'ascite dans le cours de la cirrhose alcoolique. (Communication à la *Société médicale des hôpitaux*, le 23 juillet 1886. *Bulletin de la Société,* p. 339. M. Troisier.)

X., quarante et un ans, est emballeur chez un droguiste. Le Dr Demontporcelet le vit pour la première fois en août 1834. Quelques jours auparavant, le malade avait été adressé par son patron à M. Siredey, qui avait délivré une ordonnance portant en tête le diagnostic suivant : cirrhose hépatique, ascite, alcoolisme. X. est buveur d'eau-de-vie : il absorbe tous les jours un grand nombre de petits verres.

Les premiers symptômes (perte d'appétit, affaiblissement, diarrhée, douleurs abdominales) remontaient à quatre ou cinq mois. Il avait cessé ses occupations depuis le 20 juillet 1884.

L'ascite était abondante ; la matité existait jusqu'à trois travers de doigt au-dessus de l'ombilic ; les veines sous-cutanées abdominales étaient très apparentes ; le foie paraissait diminué de volume ; les urines étaient briquetées, non albumineuses ; la peau avait une teinte subictérique. A diverses reprises, il y avait eu des épistaxis. Rien au cœur.

Le malade fut soumis au régime lacté et purgé tous les cinq ou six jours avec le calomel et la scammonée, 0,30 chacun. Au bout de deux mois, l'ascite avait disparu et elle ne s'est pas reproduite depuis cette époque. Aujourd'hui, cet homme ne présente plus de signes d'une affection abdominale, mais il est atteint de tuberculose pulmonaire au deuxième degré.

M. Demontporcelet a soin de noter que la tuberculose date probablement de deux ans ; car à l'époque où il a soigné X. pour une cirrhose du foie, il avait constaté de la submatité et un défaut d'élasticité au niveau de la fosse sus-épineuse gauche et sous la clavicule droite.

Observation XXXIX

A propos de la curabilité de la cirrhose du foie. (Communication de M. Rendu à la *Société médicale des hôpitaux.* Séance du 14 janvier 1887. *Bulletins de la Société,* 1887, p. 7.)

Un officier, âgé de soixante ans, ayant commis de nombreux excès alcooliques, vint le consulter, étant de passage à Paris, pour des accidents de cirrhose alcoolique qui paraissent menacer de prendre une marche rapide.

A l'examen, au mois de janvier ou février 1886, on constatait que le foie était augmenté de volume et douloureux ; il existait alors de l'ascite, une teinte subictérique manifeste, et une tendance évidente aux hémorragies cutanées. On pouvait craindre de voir se développer à courte échéance le complexus ictère grave ; aussi, on conseilla au malade, qui ne se trouvait pas placé dans des conditions matérielles lui permettant de recevoir les soins nécessaires, d'entrer à l'hôpital du Val-de-Grâce.

Il fut placé dans le service de M. Laveran, remplacé bientôt par M. Kelsch, et ces deux médecins pratiquèrent successivement chez ce malade 14 ponctions abdominales, dont chacune donna issue à environ 10 litres de sérosité offrant une coloration biliaire. D'ailleurs, cette coloration du liquide devint de moins en moins marquée à chaque ponction, et l'intervalle entre deux paracentèses put être progressivement plus considérable.

Voilà actuellement plus de cinq mois que la dernière ponction a été faite : l'ascite ne s'est pas reproduite, la santé générale est bonne, et bien que le foie et la rate restent volumineux, le malade peut, à mon avis, être considéré comme guéri.

Observation XL

Cirrhose du foie avec ascite. Guérison. (Romain, médecin major de 2e classe. *Archives de Médecine militaire*, 1886, p. 389.)

Le nommé F., âgé de soixante ans, propriétaire à Teniet el Haad, me fait appeler le 14 novembre dernier. C'est un homme habituellement fort et vigoureux, n'ayant jamais été sérieusement malade. Il n'y a eu chez lui ni syphilis ni rhumatisme antérieurs. Il a eu quelques accès de fièvre intermittente avec douleur au niveau du flanc gauche ; il dit aussi avoir éprouvé à plusieurs reprises, en dehors des accès de fièvre, des douleurs dans le côté droit, au niveau du foie ; enfin, il avoue avoir bu beaucoup.

L'état général est mauvais, l'hypocondre droit est douloureux et le foie légèrement augmenté de volume ; le ventre est notablement distendu par un épanchement ascitique volumineux ; les bourses et les membres inférieurs sont le siège d'un œdème considérable ; rien du côté du cœur, ni des reins ; l'urine ne renferme pas d'albumine.

Diagnostic. — Cirrhose alcoolique du foie, pronostic grave.

Ce malade entre le 14 novembre dans notre service à l'hôpital de Teniet el Haad. Prescription : lait, diurétiques, iodure de potassium, ventouses-sèches sur la poitrine, nécessitées par un certain degré de congestion et d'oppression.

Pendant les premiers jours du traitement, l'état général et l'état local sont stationnaires, mais l'ascite n'augmente pas, et malgré la gêne respiratoire, nous ne sommes pas obligé de pratiquer la ponction. A la fin du mois, le malade sort de l'hôpital pour des raisons particulières et nous lui continuons nos soins chez lui.

Le même traitement, diurétiques, reconstituants, est continué, et vers le 5 ou le 6 décembre, nous constatons une amélioration notable : l'ascite diminue, l'œdème des membres inférieurs disparaît peu à peu, l'appétit revient, et notre malade peut être considéré comme guéri à la date du 15 décembre, c'est-à-dire un mois après le commencement du traitement.

Depuis cette époque, la guérison s'est maintenue, et le malade que nous voyons souvent et qui, sur mes conseils, est devenu un peu plus sobre, travaille journellement et ne se plaint que de temps à autre de quelques douleurs dans le côté droit, au niveau du foie, qui présente alors un certain degré de congestion.

Observation XLI (résumée)

Lancereaux. *Le traitement des cirrhosés du foie.* (*Académie de Médecine,* 30 août 1887, obs. i.) *Cirrhose hépatique, ascite, albuminurie, épistaxis, deux ponctions abdominales. Guérison de la cirrhose depuis plus d'un an, persistance de l'albuminurie.*

H. (Ernest), ancien infirmier, a été pendant treize ans employé aux halles, où il buvait chaque jour environ 3 litres de vin et quelques petits verres d'eau-de-vie de marc. A l'hôpital de la Pitié, il a exercé successivement le poste d'infirmier et celui de garçon d'amphithéâtre, mais il n'a pas été beaucoup plus tempérant.

En novembre 1885, séjour dans le service du professeur Cornil, pour ventre volumineux, avec début d'ascite, sans œdème des jambes. Amélioré au bout de quelque temps.

Le 1er janvier 1886, les symptômes réapparaissent. Augmentation progressive du volume du ventre, œdème des jambes, et le 4 février il entre dans le service du Dr Lancereaux. Ventre volumineux, réseau veineux·très développé, ascite, rate hypertrophiée, membres inférieurs œdématiés. Urines colorées, densité 1,012, contiennent de l'albumine. Rien aux poumons ni au cœur.

Traitement. — Régime lacté, pilules de quinquina.

Le 6 février, l'oppression étant intense, ponction et issue de 10 litres de liquide.

Du 16 février au 30 mars, phénomènes d'insuffisance urinaire, traités avec succès par l'eau-de-vie allemande ; mais le ventre continuant à se développer, ponction le 31 mars. 2 grammes d'iodure de potassium.

Du 1er au 15 avril, l'ascite se reproduit, mais l'œdème des membres inférieurs diminue par l'usage de diurétiques.

A partir du mois de mai, l'amélioration s'accentue, les urines contiennent cependant toujours de l'albumine, mais le malade prend du poids.

En juillet, le malade pesait 77 kilogrammes, et avait gagné 4 kilogrammes en deux mois.

Le 16 juillet, une hernie ombilicale, dont il était porteur, s'étrangle, et fut opérée avec succès par M. Kirmisson.

Le 2 août, lorsqu'on fit le dernier pansement, la cicatrisation était complète, le ventre était souple, et il n'y avait plus d'ascite.

Dans le courant d'août, ventre souple sans dilatation veineuse et sans ascite, le foie déborde de deux ou trois travers de doigt; les urines, de densité 1018, sont toujours albumineuses. Le 31 août, le malade part à Vincennes.

Depuis lors, le malade, rentré dans le service, a continué à se bien porter, il a repris son service d'infirmier, et bien qu'il n'observe pas la tempérance que nous lui avons conseillée, sa santé est bonne, son foie est à peu près normal.

OBSERVATION XLII (résumée)

Cirrhose alcoolique. Régime lacté absolu et iodure de potassium. Guérison. (Lancereaux. *Académie de Médecine*, 30 août 1887, obs. IX.)

D. (Eugène), quarante-trois ans, prend à jeun, depuis l'âge de quatorze ans, un petit verre de mêlé-cassis, puis plus tard, il se met à boire de l'eau-de-vie et 2 à 3 litres de vin par jour.

De 1882 à 1886, il eut à différentes reprises des troubles digestifs bien marqués, qui s'amendèrent par le traitement qu'il suivit; il eut, en 1886, des hématémèses et du méloena, et vers la fin de cette même année, son ventre augmentait de volume; il entrait à l'hôpital le 10 janvier 1887.

Amaigrissement, teint terreux, réseau sous-cutané abdominal très développé. Ascite et météorisme, le foie dépasse les fausses côtes d'un travers de doigt. Rate tuméfiée. Urine peu abondante ne contient ni sucre, ni albumine. Rien dans les organes thoraciques.

Régime lacté et iodure de potassium.

A partir du 26 janvier, l'amélioration se dessine, le foie est plus petit.

Le 13 février, l'ascite a disparu, le malade quitte l'hôpital, il est moins maigre et sa physionomie est meilleure.

Ce malade a été revu chaque mois, et au mois de juillet dernier, son amélioration s'était maintenue.

23

Observation XLIII (résumée)

Cirrhose alcoolique, ascite, pleurésie avec épanchement à droite. Acné.
Régime lacté exclusif, iodure de potassium. Guérison. (Lancereaux.
Académie de médecine, 30 août 1887, obs. II.)

P. (Martin), trente-huit ans, d'abord porteur aux Halles, buvant 2 litres de
vin par jour, puis marchand de caisses vides, et buvant jusqu'à 5 à 6 litres de
vin.

Entre à l'hôpital le 15 février 1883 ; amaigrissement, tuméfaction de l'abdomen,
ascite, réseau veineux sous-cutané dans la région sus-ombilicale ; foie dépassant
le rebord costal de deux travers de doigt, ferme, induré ; rate augmentée de
volume, urines rares, chargées, ne contenant ni sucre ni albumine. Régime
lacté et iodure de potassium.

Légère amélioration pendant le mois d'avril. Elle s'accentue au commencement
de mai ; diminution de l'ascite ; même volume du foie. Il sort le 15 mai, pro-
mettant de continuer son traitement dehors.

Le 28 février 1885, il rentre dans le service ; il est toujours un peu maigre,
mais il n'a plus d'ascite et son foie déborde à peine. Il sort au bout de quelques
jours ; on le revoit le 6 août 1886 ; il a repris un certain embonpoint, il ne
présente pas trace d'ascite, et le volume de son foie est à peu près normal.

Observation XLIV

Guérison de l'ascite dans la cirrhose atrophique du foie. (Présentée par
Brousse à la Société de médecine et de chirurgie pratiques de Montpellier.
Montpellier médical, 1887, 1er octobre.)

Il s'agit d'un malade atteint de cirrhose atrophique du foie, d'origine alcoolique, qu'il a observé, il y a dix ans, peu de temps après le début de sa maladie.
Ce début s'annonce par des hématémèses abondantes, qui nécessitèrent l'entrée
du malade à l'Hôtel-Dieu Saint-Eloi. Sous l'influence d'un traitement approprié,
tout rentra dans l'ordre ; mais, au bout de quelques mois, apparurent des symptômes d'hydropisie du côté des membres inférieurs et de l'abdomen, et le malade
dut entrer de nouveau à l'hôpital. Là, l'emploi des diurétiques, du régime lacté
tout d'abord mis en usage, resta infructueux, et il fallut recourir à des ponctions
successives de l'abdomen, qui donnèrent lieu à l'évacuation d'une grande quantité
de liquide. Un examen méthodique, pratiqué à cette époque (mars 1878), permit

de constater, outre l'ascite, une atrophie notable du foie avec hypertrophie considérable de la rate et grand développement d'une circulation complémentaire. A la suite de ces ponctions, le malade ressentit un grand soulagement, put reprendre son travail et rester deux ans sans faire de nouveau séjour à l'hôpital. Mais de nouveau, l'hydropisie revint, de nouvelles ponctions sont nécessaires et l'état du sujet paraît singulièrement aggravé ; pourtant, sous l'influence d'un régime sévère par le lait, un mieux sensible se produit : l'ascite diminue considérablement et le malade quitte l'hôpital le 15 novembre 1880. Depuis lors, son ascite ne s'est plus reproduite, au moins dans des proportions notables ; sa santé est devenue assez bonne pour lui permettre de reprendre son travail, de se marier. Il a aujourd'hui deux enfants bien portants. Les seuls accidents pathologiques qu'il ait présentés depuis cette époque sont des hématémèses abondantes, d'abord il y a trois ans, et enfin tout récemment. Actuellement, les signes physiques de la cirrhose du foie persistent toujours, car cet organe est presque réduit à la moitié de son volume normal ; les seuls symptômes révélateurs de cette lésion consistent, en dehors de ces hématémèses, principalement en troubles digestifs variés.

Observation XLV

Alcoolisme ancien. Cirrhose avec hypertrophie du foie et de la rate.
Ictère, ascite, ponctions répétées. Disparition de l'ictère et de
l'ascite. (Due à l'obligeance du docteur Leclerc, chef de clinique médicale
à la Faculté de Lyon.)

B. (Joseph), quarante et un ans, jardinier, entre le 9 septembre 1885 dans le service de M. le professeur Lépine, salle Sainte-Elisabeth, n° 43.

On ne relève rien de particulier dans ses antécédents héréditaires. Comme maladies antérieures, à dix-huit ans, fièvre typhoïde et à la suite pleurésie. En 1870, pendant sa captivité, il eut, à diverses reprises, des refroidissements à la suite desquels il eut de la toux, de la dyspnée, mais jamais d'hémoptysies. En 1865, il avait dû s'aliter pendant quelque temps pour des douleurs qu'il avait éprouvées au niveau des hanches. Depuis, il ne s'est pas passé d'années sans que le malade souffrît au même niveau, mais il n'a jamais eu de rhumatisme articulaire aigu généralisé.

Pas de syphilis ni de blennorrhagie ; il aurait eu dans son enfance quelques accès de fièvre intermittente, mais depuis sa jeunesse, ils n'ont pas reparu.

Depuis longtemps, habitudes alcooliques ; il boit plusieurs litres de vin par jour, ainsi que du rhum, mais jamais d'absinthe.

L'été dernier (1884), il présentait des phénomènes dyspeptiques, caractérisés surtout par de la douleur, mais pas de vomissements.

Les digestions sont devenues plus difficiles depuis le mois de février; à cette époque, il commença à perdre l'appétit. Le matin, au lever, il eut des vomissements pituiteux, mais il n'eut jamais d'hématémèses ni de mélœna; pas de diarrhée, et il n'éprouvait aucun phénomène douloureux du côté du foie, il n'a jamais eu la jaunisse.

Il n'y aurait que quinze jours, à la suite de violentes coliques survenues sans cause appréciable, il s'aperçut que son ventre augmentait de volume, et qu'il avait de l'ictère, et cette tuméfaction se serait accrue de plusieurs centimètres en quelques jours.

Au moment de son entrée, le malade présente un ictère généralisé. Son aspect est celui d'un homme très robuste, son état général est assez bon.

Il a du tremblement des doigts très prononcé.

Sa langue est bonne, son appétit est conservé, il se retient même de manger, parce qu'il a remarqué que son ventre augmentait pendant la digestion ; pas de troubles digestifs, ni vomissements, ni douleurs épigastriques, ni diarrhée.

L'abdomen est très volumineux, plus saillant à l'hypogastre. Réseau veineux superficiel très marqué, surtout à droite ; matité et sensation de flot à la partie inférieure.

La rate est augmentée de volume et indolore à la pression.

Le foie est très volumineux : la zone de matité hépatique atteint 20 centimètres sur la ligne mamelonnaire. Cette matité se continue franchement avec celle qui résulte de l'épanchement abdominal.

Très léger athérome, le pouls est régulier et l'on compte 78 pulsations. La pointe du cœur bat dans le 5e espace en dedans du mamelon ; les battements du cœur sont un peu sourds. Rien à la pointe. A la base et le long du sternum, léger souffle systolique ; le 2e bruit est un peu dédoublé.

Le malade dit s'être enrhumé depuis quelque temps, il tousse un peu et est oppressé. Respiration emphysémateuse avec quelques râles sibilants, surtout au deux sommets. Son expectoration est peu abondante et sans caractère.

Urines très foncées, contiennent une grande quantité de pigments biliaires.

Matières un peu décolorées, blanc jaunâtre.

Traitement. — 2 grammes iodure de potassium et paracentèse, puis pilules bleues.

28 septembre. — Le foie diminue de volume. La matité ne s'étend plus sur la ligne mamelonnaire que sur une hauteur de 16 centimètres.

8 octobre. — Ponction de l'abdomen.

Le foie ne déborde plus que de deux travers de doigt. Il est dur et manifestement granuleux.

Du mois d'octobre 1835 au mois de mars 1836, on a pratiqué une série de ponctions, et à la suite de chacune d'elles le liquide s'est reproduit dans l'espace de 24 heures ; le foie dépasse à peine le rebord des fausses côtes, le malade se cachectise.

27 mai 1886. — Depuis un mois, on fait des ponctions tous les huit jours ; le liquide est hématique.

Jusqu'au mois de janvier 1887, on a fait encore de nombreuses ponctions ; le malade s'est un peu amélioré ; il part en convalescence.

28 février 1887. — Le malade rentre dans le service. L'abdomen est modérément volumineux, souple ; l'épanchement n'est pas très considérable.

27 mars. — Le malade a eu plus de cinquante ponctions. Lorsqu'il quitte le service, il n'a plus d'ascite, et le foie ne déborde plus les fausses côtes.

Notre excellent ami, le docteur Leclerc, a revu ce malade au commencement de l'année 1888, il se porte bien, et exerce sa profession de jardinier ; mais il a renoncé à ses habitudes alcooliques.

Observation XLVI

De l'ascite curable des alcooliques. (Bouveret. *Lyon médical,* 1881, t. XXXVIII, p. 504.)

X., employé de commerce à Lyon, quarante-cinq ans. Pas de syphilis antérieure Habitudes d'alcoolisme anciennes. Cet homme est une victime des petits verres, il en absorbe par douzaines dans la journée. Je le vois pour la première fois au commencement de janvier 1881.

Les premiers troubles digestifs datent de loin, de plusieurs années ; mais depuis cinq ou six mois, ils sont notablement aggravés ; anorexie, langue saburrale et quelquefois sèche, soif vive habituelle, digestions pénibles, vomissements pituiteux du matin. En août 1880, parut un peu d'œdème malléolaire, mais passager, se montrant le soir et disparaissant le matin. Cet œdème peut être attribué aux varices dont le malade est atteint depuis longtemps. Au mois d'octobre, le ventre devient douloureux, surtout à l'hypocondre droit ; pour combattre ce qu'il appelle son point de côté, le malade y applique successivement plusieurs vésicatoires. Néanmoins, la douleur persiste et le ventre augmente de plus en plus. L'appétit a beaucoup diminué ; il y a une tendance marquée à la constipation. Sur le conseil d'un voisin, notre homme prend, dans la dernière quinzaine de décembre, un certain nombre de pilules purgatives ; il en résulte une diarrhée abondante et qui persiste plusieurs semaines après la cessation de ces pilules. L'ascite augmente encore, malgré la diarrhée ; les pieds se tuméfient, bientôt l'œdème des membres inférieurs prend des proportions considérables, et, dès la fin de décembre, l'hydropisie péritonéale est assez abondante pour gêner notablement la respiration. Le malade supporte difficilement le décubitus horizontal, il passe la plus grande partie de la nuit dans un fauteuil.

La première visite eut lieu le 5 janvier 1881. A la vue de cet homme au visage couperosé, aux conjonctives subictériques, au ventre énormément tuméfié par l'ascite, au récit de ses souffrances, et à l'aveu qu'il me fit de ses habitudes d'alcoolisme, je ne doutais pas un instant qu'il s'agît là, d'une cirrhose atrophique, et même que la terminaison fatale ne fût pas très éloignée. Je pratique immédiatement la ponction de l'abdomen. Au lieu du gros trocart habituel, j'emploie le plus fin trocart de l'appareil de Potain et retire le liquide à l'aide de l'aspiration. J'obtiens ainsi 7 litres d'un liquide clair, jaune citrin.

Après cette évacuation, l'exploration de l'abdomen est plus facile. Le foie, que je pensais trouver atrophié est au contraire très volumineux, la limite supérieure de la matité remonte jusqu'au mamelon ; le bord inférieur est senti à un travers de main au-dessous du rebord costal. Une grande partie de la face convexe est accessible à la palpation, elle paraît lisse, régulière sans granulations. Tout le liquide n'a pas été retiré ; on perçoit très bien au-dessous de l'ombilic la sensation de flot. La rate n'est pas augmentée de volume. En continuant la palpation, je sens très manifestement des frottements péritonéaux dans tout l'étage supérieur de la cavité abdominale, surtout à l'épigastre et dans l'hypocondre droit. Ces frottements sont aussi très appréciables à l'auscultation pratiquée avec le stéthoscope ; au moment de l'inspiration, surtout si le malade inspire profondément, on entend un bruit de frottement très comparable à celui qu'on perçoit dans les pleurésies sèches.

L'urine est rouge, épaisse, et dépose un sédiment briqueté, la quantité en est bien diminuée ; il arrive parfois qu'en vingt-quatre heures le malade en élimine à peine un plein verre.

Rien au cœur. Aux bases des deux poumons, râles sous-crépitants nombreux et respiration obscure.

Traitement. — Régime lacté exclusif, iodure de potassium à la dose de 1 à 2 grammes par jour ; application de plusieurs vésicatoires successivement à la région sus-ombilicale ; chaque soir, une ou deux pilules de 2 centigrammes d'extrait de thébaïque ; deux ou trois fois par semaine, un verre d'eau purgative le matin.

Pendant les huit premiers jours qui suivirent la ponction, il se produisit une amélioration très sensible : la respiration est plus libre, les râles des deux bases pulmonaires sont moins abondants, le malade peut passer toute la nuit au lit, l'appétit reparaît, la quantité d'urine émise en vingt-quatre heures augmente très notablement.

Cependant, après cette période d'amélioration, le liquide ascitique s'est peu à peu reproduit. Le 20 janvier, nouvelle ponction, qui donne issue à près de 7 litres de liquide présentant les mêmes caractères que la première fois. L'évacuation n'est pas complète, il reste encore une certaine quantité de liquide dans l'abdomen. Après cette deuxième ponction, l'ascite cesse de se reproduire le ventre diminue graduellement de volume, et l'amélioration compromise un moment par la recrudescence de l'hydropisie péritonéale, se poursuit désormais sans interruption.

Dès les premiers jours de février, la quantité d'urine atteint en vingt-quatre heures un litre et demi et quelquefois dépasse deux litres, cette urine est claire, jaune pâle et ne laisse plus déposer aucun sédiment ; la respiration est maintenant tout à fait libre, les râles de la base ont complètement disparu, l'appétit augmente tous les jours, les digestions sont faciles. Le malade revient à l'alimentation habituelle, et, malgré mes recommandations, ne prend plus qu'une quantité minime de lait. Il cesse l'usage de l'iodure de potassium ; on lui fait seulement de temps en temps quelques badigeonnages de teinture d'iode sur la paroi abdominale.

Je le vois pour la dernière fois au commencement du mois de mars, il sort déjà depuis plusieurs jours et reprend une partie de ses occupations. Il est véritablement transformé, l'ascite a complètement disparu, cependant le ventre est encore tuméfié et sensible à la palpation ; on ne sent plus de frottements péritonéaux. Le foie est encore gros, le bord inférieur dépasse de trois travers de doigt le rebord costal, l'urine est toujours abondante et claire, l'appétit est excellent et les digestions sont bonnes.

25 novembre 1881. — Cette guérison s'est maintenue pendant les neuf mois qui viennent de s'écouler. M. X. a notablement engraissé, les forces sont tout à fait revenues, il a cessé toute médication, il ne prend plus qu'un bol de lait le matin, il a d'ailleurs définitivement renoncé à ses anciennes habitudes d'alcoolisme. Le foie est encore augmenté de volume, le bord inférieur dépasse les côtes d'un à deux travers de doigt. En aucun point, la palpation n'éveille de douleurs. Il n'y a point de trace de liquide ascitique. Je ne perçois plus de frottements, mais la main qui déprime la paroi abdominale éprouve une sensation d'empâtement profond et diffus à l'épigastre et autour de l'ombilic. D'ailleurs, le ventre est toujours resté un peu gros, et cette tuméfaction est due à un certain degré de météorisme habituel. Toutes les fonctions s'exécutent bien et l'état général est excellent.

M. Bouveret n'a pas revu ce malade, il sait seulement que quatre ans après, il a fait un séjour à l'Hôtel-Dieu, dans le service de M. Poncet, pour troubles du côté des voies urinaires, et qu'il est mort depuis sans qu'il puisse nous dire à quelle affection il a succombé.

QUATRIÈME CATÉGORIE

Cas de disparition de l'ascite chez des individus morts au bout d'une certaine période et dont l'autopsie n'a pas été faite.

OBSERVATION XLVII

Ascite due à des causes irritantes. Emploi de la diète lactée. Urines abondantes. Guérison complète en quatre mois, par Chrestien. (Archives de Médecine, 1832.)

Un ascitique, sans enflure aux extrémités qui, au contraire, étaient très amaigries, vint me consulter. Il habitait une ville à quelques lieues de Montpellier. Son tempérament était nerveux, son caractère irascible. Il avait soixante ans. Sur l'historique qu'il me fit, j'attribuai sa maladie à l'abus du vin et des liqueurs alcooliques, et à des mouvements de colère auxquels il se livrait fréquemment. Les urines étaient rares et ardentes; le ventre était paresseux, la soif vive. Tout concourait à me faire espérer du succès de la diète lactée, et je la prescrivis avec confiance.

Le malade, étant retourné chez lui, me fit savoir, vingt-cinq jours après qu'il eut commencé son traitement, qu'il en éprouvait un mieux marqué, qu'il urinait beaucoup, que les urines n'étaient plus aussi foncées, que le ventre, plus souple, était diminué de volume, et les selles se rétablissaient; mais qu'il était ennuyé de la boisson exclusive du lait, et me demandait avec instance d'apporter quelque modification à son régime. Dans la visite qu'il m'avait faite, je m'étais aperçu que je ne devais pas lui ménager mes expressions, aussi ma réponse fut-elle courte et forte : le lait ou la mort. Le malade se décida pour la diète lactée, qu'il continua pendant quatre mois, et il lui dut le retour d'une bonne santé, qui se soutint six ans. Il mourut d'une pneumonie.

OBSERVATION XLVIII (résumée)

Alcoolisme. Cirrhose hépatique. Rate grosse. Ascite. Gastro-entérite. Epistaxis et hématémèses. Guérison de l'ascite à trois reprises, par les diurétiques et autres médicaments. (Obs. CLXII, de Murchison.)

E. (D.), trente-neuf ans, fabricant de papier, entre le 23 avril 1868 à l'hôpital Middlesex. Un père et un frère morts d'excès de boissons. Depuis longtemps lui-même boit de la bière et des spiritueux, surtout de l'eau-de-vie et du rhum dans ces dernières années.

Troubles digestifs depuis trois ans, vomissements, diarrhée, etc. Au moment de son entrée, faiblesse générale. Ventre volumineux, ascite, matité hépatique difficile à déterminer. Rate hypertrophiée. Diurétiques, frictions mercurielles belladonnées, régime lacté. Diminution de l'ascite, de la matité hépatique et splénique. Amélioration. Le malade sortait le 22 juin.

Nouveau séjour, à partir du 30 juin 1870, avec les mêmes symptômes. Au bout d'un mois, il demandait à sortir.

Troisième séjour, en mars 1873, pour les mêmes phénomènes. Il resta jusqu'au mois de mai, et il succomba quelque temps après sa sortie. Il n'y eut pas d'autopsie.

OBSERVATION XLIX

Cirrhose atrophique. Hématémèse. Ascite. Deux ponctions. Guérison
par des sueurs copieuses et spontanées, et une diurèse abondante.
Service de M. le Dr Raymond, à l'hospice d'Ivry, observation recueillie par
M. Florand, interne des hôpitaux. (Thèse de Ribeton, Paris, 1885.)

Le nommé M., âgé de quarante-six ans, demeurant à Ivry, est vu en consultation par M. le Dr Raymond, au mois de juin 1884. Le malade n'offre rien de particulier dans ses antécédents héréditaires. Il est profondément alcoolique; mais il n'a jamais souffert d'aucune maladie jusqu'au mois d'octobre 1883. A cette époque, et depuis lors, il a eu plusieurs crises de *delirium tremens*.

Au mois d'avril 1884, survinrent des hématémèses abondantes, se répétant plusieurs fois par jour, et pendant huit jours consécutifs, du 27 avril au 4 mai. A la même époque, apparition d'une ascite à développement rapide, avec œdème consécutif des deux jambes.

M. Raymond vit le malade, pour la première fois, le 3 juin 1884. Cet homme a un foie petit, une rate volumineuse; il existe un épanchement ascitique assez considérable et une dilatation très marquée des veines sous-cutanées abdominales. Le cœur est absolument normal. Il n'existe pas d'ictère. En face des antécédents, de la marche de l'affection et de l'état du malade, M. Raymond porte le diagnostic de cirrhose atrophique, et fait quelques jours après une ponction, qui donne issue à 13 litres d'un liquide clair et citrin.

L'ascite se reforme rapidement, et l'infiltration s'étend non seulement aux jambes, mais encore à la paroi abdominale. Le 21 avril, deuxième ponction, qui donne issue à un liquide beaucoup plus louche que celui de la première ponction. L'état général du malade reste bon. Pas d'amaigrissement ni de perte des forces. Selles régulières. 400 grammes d'urine par jour, brune et sans albumine.

24

L'ascite reparait encore plus rapidement qu'après la première ponction. Au commencement de septembre, les bourses sont tellement infiltrées et si volumineuses, que l'on est obligé de faire des mouchetures.

Le 20 septembre, la respiration est très gênée ; l'auscultation permet de constater qu'il existe aux deux bases des râles fins d'œdème pulmonaire. Le malade est très affaibli et l'on n'ose pas tenter une nouvelle ponction, d'autant plus qu'il existe surtout de l'infiltration des jambes, des cuisses, des bourses et des parois de l'abdomen.

Depuis un mois, le malade est soumis au régime lacté et prend du vin diurétique ; depuis huit jours, il prend en outre du raisin en assez grande abondance.

L'état du malade était ainsi à peu près stationnaire, lorsque le 4 octobre apparaissent des sueurs très abondantes, qui durent pendant trois semaines ; il survient en même temps une diurèse exagérée : les urines devinrent claires et atteignirent le chiffre de 1,500 à 2,000 grammes par jour.

A partir de ce moment, on constate une amélioration progressive dans l'état du malade ; le 1er novembre, l'œdème et l'ascite ont complètement disparu ; le malade reprend son régime et ses occupations habituels.

Voici les renseignements complémentaires qui nous ont été fournis par son médecin, le docteur Courgey, d'Ivry, au mois de février 1888.

Cet alcoolique, complètement guéri, a repris ses occupations et ses petits verres jusqu'en septembre 1887 ; à cette époque, il fut repris d'une ascite aussi considérable que celle de 1884. Elle disparut d'elle-même sans aucun traitement, ni ponction, ni médicament, et le malade se rétablit encore. En janvier 1888, il eut tout à coup des hématémèses abondantes et mourut en quelques jours. On ne fit pas son autopsie.

CINQUIÈME CATÉGORIE

Cas de disparition de l'ascite chez des malades morts au bout d'un temps variable et dont on a fait l'autopsie plus ou moins complète.

OBSERVATION L

Abus des boissons alcooliques, accidents du côté du foie, ascite nécessitant la ponction, rémission des accidents pendant trois ans. Nouvelle ascite. Ponction. Mort. Inflammation interstitielle du foie avec augmentation de volume de l'organe. (Obs. VI, de Leudet. Clinique médicale de l'Hôtel-Dieu de Rouen, 1874, p. 59.)

Cavé (Nicolas), soixante ans, entre en 1860 à l'Hôtel-Dieu de Rouen, dans ma division. Usant depuis longtemps, avec excès, des boissons alcooliques. Cavé a commencé à éprouver, en 1857, des douleurs dans l'hypocondre droit, accompagnées d'une ascite, pour laquelle on pratiqua une ponction qui donna issue à une vingtaine de litres de sérosité. A la suite de cette ponction, l'état général s'améliora et la santé fut assez bonne pendant trois années.

Au commencement de 1860, récidive de l'ascite, deux ponctions à deux semaines d'intervalle; hémorragie dans la cavité du péritoine et par l'intestin. Mort.

Autopsie. — Coloration sanguinolente d'un épanchement séreux dans la cavité de la plèvre droite et dans le péritoine. Le foie était d'un tiers au moins plus volumineux que dans l'état normal; son tissu présentait des bandes cellulo-fibreuses en grand nombre, circonscrivant des granulations cirrhotiques formées de cellules du foie volumineuses, infiltrées de matière grasse.

OBSERVATION LI

Abus alcooliques. Ictère de trois mois de durée. Rémission des accidents pendant trois ans. Ascite. Ponction. Mort. Inflammation interstitielle atrophique du foie. (Leudet. Clinique médicale, p. 50.)

Bertrand, cinquante-six ans, apprêteur, entre le 12 août 1862 à l'Hôtel-Dieu de Rouen. Il abuse depuis longtemps des boissons alcooliques et éprouve des symptômes de gastrite chronique. Il y a trois ans, il a été atteint d'un ictère avec coloration intense de la peau et malaise considérable.

Cette maladie ne cessa qu'au bout de trois mois environ. B. assure qu'il reprit ensuite un état de santé assez bon. Il continua à abuser des boissons alcooliques. Six mois avant son entrée à l'Hôtel-Dieu, B. remarqua une augmentation de volume du ventre. Je constatai une ascite considérable. Deux ponctions, pratiquées à un mois d'intervalle, furent suivies d'une adynamie mortelle.

Autopsie. — Intégrité absolue des deux poumons et du cœur. Ascite avec quelques dépôts pseudo-membraneux. Le foie, réduit d'un tiers de son volume, présentait un épaississement marqué de la capsule fibreuse d'enveloppe et des trabécules interstitiels. Granulations cirrhotiques très distinctes avec dégénérescence granuleuse des cellules hépatiques. Rate doublée de volume, ferme et saine.

Observation LII

Disparition de l'ascite dans la cirrhose alcoolique du foie (Bulletin de la Société médicale des hôpitaux, 1857, p. 329).

M. Legroux a observé, en 1850 et 1860, dans le service de son père, à l'Hôtel-Dieu, un alcoolique atteint de cirrhose du foie, avec ascite considérable. Le régime lacté et l'emploi répété des pilules de Bontius (quatre à six, deux ou trois fois par semaine) avaient amené la disparition de l'ascite, et ce malade, se considérant comme guéri, demandait sa sortie.

Quatre ou cinq mois après, cet homme rentrait dans le service avec les mêmes symptômes que la première fois. Le traitement lui fut de nouveau prescrit et eut encore le même résultat.

Pendant deux ans, ce malade, chez lequel le repos, le lait, les drastiques et probablement aussi la suppression des alcooliques enrayaient la marche des accidents de la cirrhose, reparut dans le service à plusieurs reprises, reprenant ensuite son travail, mais aussi ses excès de boisson.

Une dernière fois, l'ascite dut être ponctionnée en raison de l'insuccès du traitement précédemment institué, et, dès lors, il n'y eut plus d'arrêt dans les symptômes de la cirrhose. L'autopsie confirma le diagnostic.

Observation LIII

Cirrhose alcoolique. Ponction. Disparition de l'épanchement. Pneumonie. Mort. Autopsie. (Dujardin-Beaumetz. *Société médicale des hôpitaux de Paris*, 13 août 1886. *Bulletin de la Société*, 1886, p. 389.)

V., trente-huit ans, garçon marchand de vin, entre à la salle Chauffard, lit nº 24, à l'hôpital Cochin, service de M. Dujardin-Beaumetz.

— 185 —

Rien à signaler dans les antécédents héréditaires ou personnels. Pas de syphilis ni de maladies antérieures. Le malade est un alcoolique avec tremblement léger des mains, cauchemars et pituites matinales. Il avoue d'ailleurs se livrer à la boisson d'autant plus facilement, qu'il est employé chez un marchand de vin.

Le début de sa maladie remonte au mois de décembre 1885. A cette époque, il perdit l'appétit et eut quelques vomissements alimentaires. Dans le courant de janvier 1885, il vit son ventre augmenter progressivement de volume ; l'anorexie s'accentua et il s'y ajouta une difficulté de plus en plus grande pour respirer.

A son entrée à l'hôpital, le 17 février 1886, on constate que cet homme a l'aspect d'un cachectique ; la figure est maigre, les joues creuses, le nez couperosé.

Son thorax et ses jambes sont également émaciés, contrastant par leur maigreur avec la distension de l'abdomen, qui est globuleux, lisse, laissant voir à sa surface une dilatation très notable du réseau veineux sous-cutané. On obtient très nettement la sensation de flot. L'ascite masque la matité hépatique : cependant, la palpation permet de reconnaître que le bord du foie déborde de plusieurs centimètres le bord inférieur des fausses côtes. Léger souffle au premier temps à la pointe du cœur. Rien aux autres organes.

On pose le diagnostic : cirrhose alcoolique du foie. On met le malade au régime lacté intégral et de plus on lui fait prendre 4 grammes d'hippurate de chaux par jour.

Le 10 mars, l'ascite a notablement augmenté ; la cachexie a fait des progrès ; le malade peut à peine respirer, les urines sont rares. On a fait une ponction qui donne issue à 5 litres et demi de liquide ascitique, clair citrin.

Le 12 mars, le liquide s'est un peu reproduit, mais le malade accuse un mieux sensible ; il urine davantage.

On continue le lait et l'hippurate de chaux.

Le 15 avril, l'ascite a complètement disparu ; le malade se lève et demande à manger.

Le 26 mai, le malade est complètement guéri ; cependant le foie reste gros. Il demande une permission de sortie pour terminer quelques affaires avant de retourner dans son pays, où il doit achever sa guérison.

Le 27 mai, le malade est pris d'un frisson violent. En l'interrogeant, il raconte que la veille il s'est grisé et s'est endormi à l'humidité dans le bois de Meudon. En l'examinant le soir à 6 heures, submatité à la base du poumon gauche, râles crépitants dans la moitié inférieure de la poitrine de ce côté. Température, 40°5.

Le 28 mai, souffle tubaire dans presque toute la hauteur de la poitrine. Température, 40°.

Le 29 mai, le malade succombe à sa pneumonie.

Autopsie. — Le poumon gauche est hépatisé dans les deux tiers de sa hauteur à partir de sa base ; un fragment placé dans l'eau va au fond du vase. Rien au cœur, si ce n'est une plaque d'athérome sur la valvule mitrale.

Dans l'abdomen, il y a une quantité de liquide qu'on peut évaluer à 1 litre environ.

Le foie pèse 2 kil. 700. Il est lisse à sa surface. Il crie sous le couteau qui le sectionne; sur la surface de coupe, on voit la substance hépatique sous forme des granulations classiques de la cirrhose.

La rate est volumineuse et pèse 800 grammes; elle est couverte de dépôts pseudo-membraneux de périsplénite. Les reins sont congestionnés, leur surface est lisse, et ils se laissent facilement décortiquer.

L'examen histologique du foie montre une cirrhose peu avancée. Les espaces de Kiernan sont très notablement agrandis, au point d'occuper presque la moitié de la surface de la coupe. Chaque lobule est entouré d'une large bande de tissu conjonctif adulte, de laquelle partent des tractus plus minces, qui pénètrent dans l'intérieur même du lobule, à travers les cellules hépatiques.

Outre ce tissu conjonctif adulte, les espaces de Kiernan sont remplis d'une grande quantité de cellules embryonnaires diffuses dans l'espace, mais nombreuses surtout autour des ramifications veineuses.

Les cellules hépatiques sont normales dans la plupart des lobules; mais dans un certain nombre, il existe une dégénérescence graisseuse manifeste.

OBSERVATION LIV

A propos de la curabilité de la cirrhose alcoolique du foie. (Communication de M. Guyot à la Société médicale des hôpitaux, le 14 janvier 1887. *Bulletins de la Société*, 1887, p. 7.)

Il s'agissait d'une femme exerçant la profession de jardinière, manifestement alcoolique, et qui avait présenté une cirrhose du foie très nette, avec ascite et anasarque généralisée. Les accidents disparurent, et cette femme put être considérée, pendant plus de deux ans, comme guérie. Elle entra alors de nouveau dans le service et succomba. On put constater, à l'autopsie, qu'il existait bien une cirrhose atrophique du foie absolument typique.

RÉSUMÉ ET CONCLUSIONS

1° Les lésions que l'alcool détermine dans le foie, simplement soupçonnées des anciens, n'ont été mieux connues qu'à partir du commencement de notre siècle.

2° En présence du plus grand nombre d'hépatites alcooliques, on peut supposer que les boissons spiritueuses agissent sur le foie non seulement par l'alcool qu'elles renferment, mais encore par les produits plus ou moins toxiques qu'on leur ajoute dans l'industrie.

3° Toutes les lésions du foie d'origine alcoolique se réduisent à deux processus : 1° la dégénérescence granulo-graisseuse des cellules hépatiques ; 2° la sclérose, précédée de deux stades : la congestion, et l'infiltration embryonnaire. On les retrouve dans les formes anatomiques aussi bien que dans les recherches expérimentales.

4° Au début de toute hépatite chronique alcoolique existe une période souvent fort longue, correspondant à la phase congestive, et qui s'accompagne de symptômes mal déterminés ; puis, à une époque plus avancée, on doit reconnaître comme formes classiques : 1° la congestion chronique ; 2° la cirrhose atrophique ; 3° la cirrhose alcoolique graisseuse ; 4° beaucoup plus rarement, la cirrhose biliaire.

5° On ne doit pas admettre que la cirrhose alcoolique est curable, si ce terme de cirrhose désigne l'état scléreux du foie. Tous les faits qui ont été publiés sont basés sur la disparition de phénomènes morbides, tels que l'ascite, qui se rencontrent chez des alcooliques dont le foie n'est pas atteint de cirrhose vraie.

6° La difficulté de vérifier les antécédents alcooliques des malades obligera souvent à faire le diagnostic différentiel des hépatites chroniques alcooliques. On ne peut non plus prévoir les cas d'ascite curable, parce que le plus souvent elle est liée à la péritonite chronique simple, et cette affection est généralement fort difficile à reconnaître.

7° Le pronostic des hépatites chroniques alcooliques arrivées à la seconde période est toujours très grave.

8° Le traitement varie suivant la période de l'affection :

Au début, les antiphlogistiques, les purgatifs, les dérivatifs, donnent les meilleurs résultats ; à une époque plus avancée, le régime lacté, associé à l'iodure de potassium, doit être conseillé ; mais ce que l'on doit surtout exiger, c'est la privation absolue de l'alcool.

9° En cas d'insuccès de ces médications, une ponction précoce ne peut avoir que des avantages.

PERMIS D'IMPRIMER :
Le Président de la thèse,
LÉPINE.

VU, BON A IMPRIMER :
Le Doyen,
LORTET.

VU ET PERMIS D'IMPRIMER :
Le Recteur,
EM. CHARLES.

INDEX BIBLIOGRAPHIQUE

ANDRAL. — Clinique médicale, 1849.

ARNAULD DE VILLENEUVE. — Commentaires sur le régime salernitain, 1586.

Assemblée des naturalistes et médecins allemands. — *Semaine médicale*, 1885.

BAILLIE. — Traité d'anatomie pathologique, 1803.

BARD. — Anatomie pathologique générale des tumeurs, leur nature et leur classification. *Arch. physiologie*, 1885.

BÉCLARD. — *Traité de physiologie.*

BELLANGÉ. — Th. Paris, 1884.

Cl. BERNARD. — Leçons sur les substances toxiques et médicamenteuses. Paris,
1857. — *Compte rendu de la Société de biologie*, t. VIII.

BICHAT. — Dernier cours de X. Bichat, par Boisseau, 1825.

BLANC (Léon). — De la curabilité de la cirrhose alcoolique. *Prov. médicale*,
février 1887.

BOUVERET. — De l'ascite curable des alcooliques. *Lyon médical*, 1881, n° 50.

BOUDON. — Abrégé de toute la médecine pratique, 1752.

BROUARDEL. — *Académie de Médecine*, juillet 1886. — L'urée et le foie.
Arch. de physiologie, 1876.

CARAL. — *Contribution à l'étude de la cirrhose alcoolique, sa marche,
sa durée.* Th. Lyon, 1885.

CAZENEUVE. — La coloration des vins par les couleurs de la houille. Paris, 1886,
1 vol. in-16 (Bibliothèque scientifique contemporaine).

CELSE. — Traité de la médecine en huit livres, traduit par Fouquier, 1824.

CHARCOT. — Traité des maladies du foie, 1877.

COMBEMALE. — *La descendance chez les alcooliques.* Th. Montpellier, 1888.

CORNIL et RANVIER. — *Manuel d'histologie pathologique.*

COUTRAY DE PRADEL. — *Contribution à l'étude de la pathogénie et de la
curabilité de l'ascite dans la cirrhose alcoolique du foie au début.*
Th. Paris, 1886.

CURIO. — Commentaires sur l'école de Salerno, 1541.

CYR. — Traité pratique des maladies du foie, 1887.

DE RENZI. De la cure de la cirrhose hépatique. *Annali universali*, 1880.

DESSAUX. — *De la curabilité relative de quelques accidents hépatiques
d'origine alcoolique.* Th. Paris, 1887.

Dieulafoy. — *Manuel de pathologie interne.*

Dujardin-Beaumetz et Audigé. — *Académie de Médecine,* 1er avril 1881.

Dupont. — *De l'hépatite interstitielle diffuse aiguë.* Th. Paris, 1878.

Ettmuller. — Pratique générale de médecine de tout le corps humain. Lyon, 1649.

Fernel. — Pathologie. *De morbis pecoris.* Lib. IV, c. IV.

Formad. — Lésions rencontrées à l'autopsie de deux cent cinquante ivrognes. *Pathol. Soc. of Philadelphia,* 12 nov. 1883.

Frerichs. — Traité pratique des maladies du foie, traduit par Duménil, Paris, 1877.

Galien. — Œuvres. Traduction Daremberg, 1854.

Gilson. — *De la cirrhose alcoolique graisseuse.* Th. Paris, 1883.

Gubler. — *Thèse d'agrégation,* 1853.

Gueroult. — Morceaux choisis extraits de Pline, 1824.

Hanot. — *De la cirrhose hypertrophique biliaire.* Th. Paris, 1876.

Hébrard. — *Cirrhose du foie chez les enfants.* Th. Lyon, 1883.

Hippocrate. — Œuvres complètes. Traduction de Littré.

Hoefer. — Histoire de la chimie.

Hutinel. — *France médicale,* 1881.

Jaccoud. — *Clinique médicale,* 1876.

Jaillet. — *De l'alcool.* Th. Paris, 1884.

Jaladon. — *Alcoolisme et cirrhose.* Th. Paris, 1884.

Laennec. — Traité de l'auscultation, 1826.

Lancereaux. — *Archives de médecine,* 1862-63. — *Revue de médecine,* 1882. — *Union médicale,* 1886. — *Académie de Médecine,* 30 août 1887. — Article alcoolisme. Dict. des sciences médicales de Dechambre.

Leudet. — *Clinique médicale de l'Hôtel-Dieu de Rouen,* 1874. — *Gazette hebdomadaire,* 1881.

Lenz. — *De l'alcoolisme.* Bruxelles, 1884.

Le Vacher de la Feutrie. — L'École de Salerne, 1886.

Lieutaud. — Précis de médecine pratique, 1759.

Lippich. — Traité de dipsobiostatique. Laybach, 1834.

Longet. — Traité de physiologie.

Lower. — Tractatus de Corde.

Lunier. — Alcoolisation des vins. *Annales d'hygiène,* 1886.

Luton. — Note sur une nouvelle forme d'alcoolisme latent professionnel. *Annales d'hygiène,* 1880, t. III, p. 525.

Mac Lean. — *Reynold's système of medicin.*

Maffucci. — De l'hépatite interstitielle chronique expérimentale. *Lyon médical,* 1882.

Magnan. — Recherches de physiologie pathologique avec l'alcool et l'essence d'absinthe. *Archives de physiologie,* 1873.

Magnan et Laborde. — *Annales d'hygiène,* 1887.

Mairet et Combemale. — *Académie des Sciences,* mars 1888.

Marty. — Effet des vins plâtrés sur l'économie. *Académie de Médecine,* 17 mai 1887.

MATHIEU. — *France médicale*, 1882.

MONNERET. — Études cliniques sur la maladie qui a reçu le nom de cirrhose du foie. *Archives de médecine*, 1852.

MOREHEAD. — *On ebriating liquors*, 1838.

MOREL. — Traité des dégénérescences humaines. Paris, 1857.

MORGAGNI. — *De sedibus et causis morborum*, lettre 38.

MOULINIÉ. — *Les dégustateurs en Gironde et l'alcoolisme professionnel.* Th. Bordeaux, 1887.

MULLER. — *Ueber. Cirrhosis hepatis im Kindes alter*. Gœttingen, 1882.

MURCHISON. — Maladies du foie.

NORMAM KERR. — Congrès de Bruxelles, 1876.

ORIBASE. — OEuvres complètes. Traduction de Bussemaker et Daremberg, 1876.

PICQUÉ. — *Contribution à l'étude de l'alcoolisme considéré sous le rapport de sa répartition sur les différents points du globe.* Th. Paris, 1876.

PIERRON. — Th. Nancy, 1885.

PORTAL. — *De l'hydropisie*, 1824.

POTAIN. — *Semaine médicale*, 1886 et 1888.

PUPIER. — Action des boissons dites spiritueuses sur le foie. *Archives de physiologie*, 1888.

RABUTEAU. — *Union médicale*, 1870.

REQUIN. — *Union médicale*, 1849.

RENDU. — Art. Foie. Dictionn. Dechambre.

RIBETON. — *De la curabilité de certaines formes de cirrhose atrophique du foie.* Th. Paris, 1885.

ROGER. — *Action de l'alcool sur le foie*, Paris, 1887.

RONDOT. — *Gazette hebdomadaire de Bordeaux*, 1887.

SABOURIN. — *Archives de physiologie*, 1881. — *Revue de médecine*, 1882. — *Revue de médecine*, 1884.

SEMMOLA. — Congrès d'Amsterdam. *Bulletin de thérapeutique*, t. XLVII, p. 241.

SOCIÉTÉ MÉDICALE DES HOPITAUX DE PARIS. — Juillet, août et décembre 1886, janvier 1887.

SOLOWIEF. — *Arch. für Anat. und. Pathol.*, t. XLII, p. 195.

STRAUS ET BLOCQ. — *Archives de physiologie*, 1887.

TOURDOT. — *L'alcoolisme dans la Seine-Inférieure.* Th. Paris, 1886.

TABLE DES MATIÈRES

Pages

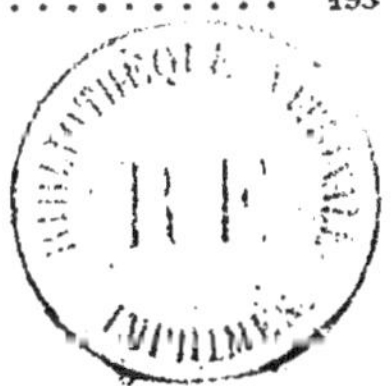

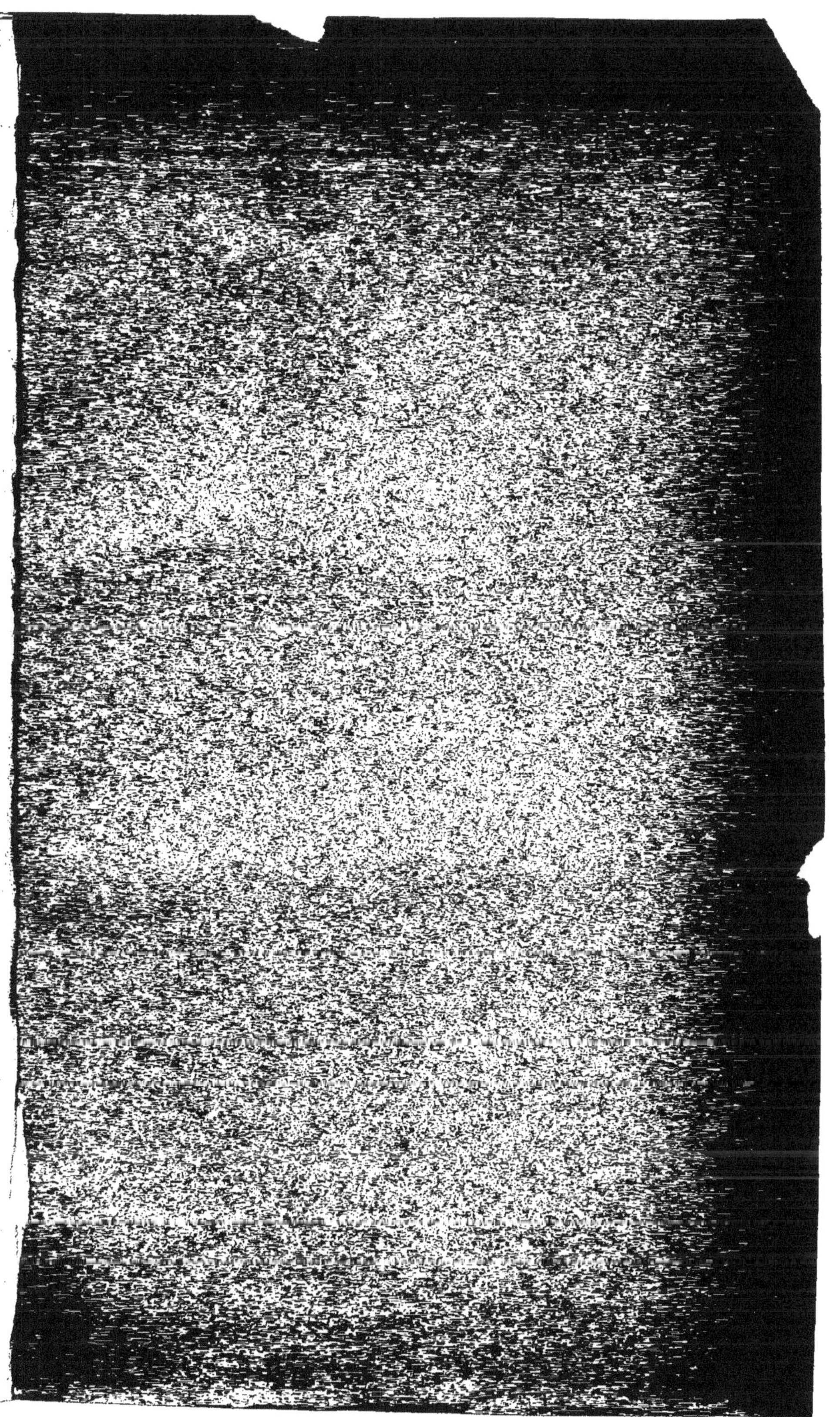

Lyon. — Imprimerie A. Bonnaviat, rue Sainte-Catherine, 13.

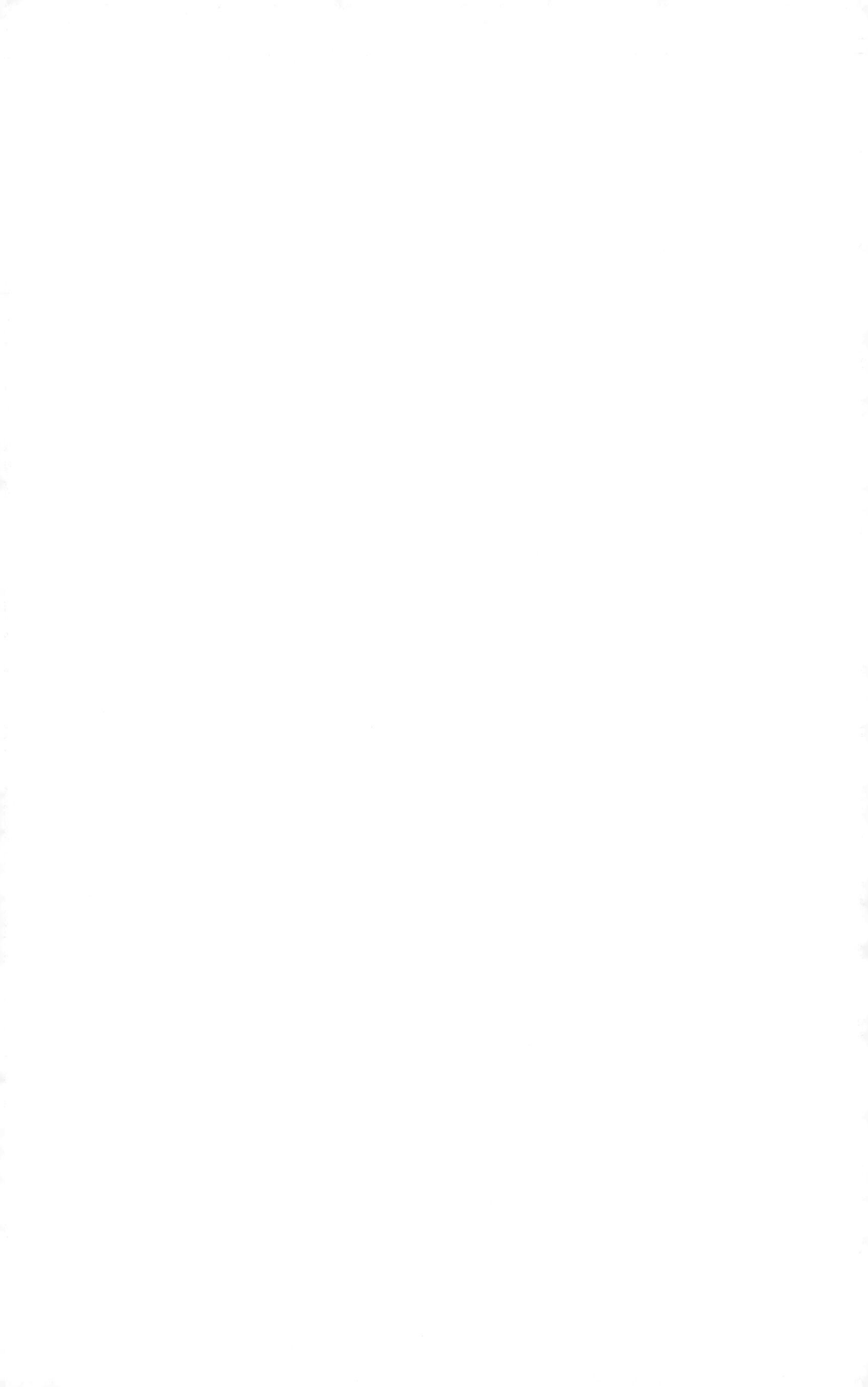